Guide à l'intention des parents

L'apprentissage des sons et des phrases

Un trésor à découvrir

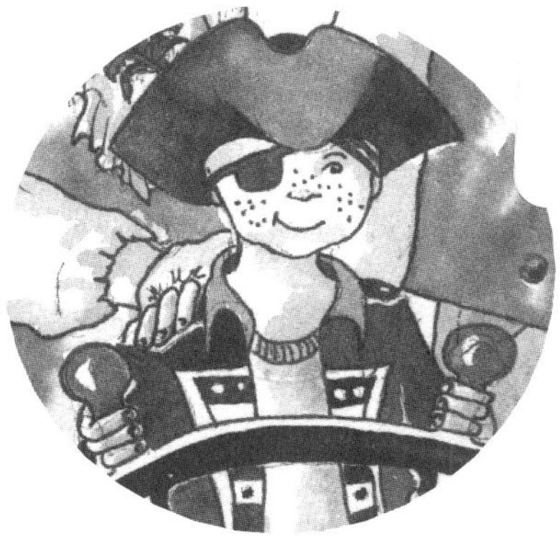

Maryse Beauchemin
M.O.A., Orthophoniste

Sylvie Martin
M.O.A., Orthophoniste

Suzanne Ménard
M.O.A., Orthophoniste

avec

Mélanie Jomphe
M.O.A., Orthophoniste

Lucie Serrecchia
Éducatrice en petite enfance

HÔPITAL SAINTE-JUSTINE
Le centre hospitalier universitaire mère-enfant

Pour l'amour des enfants

Université de Montréal

Cité de la Santé de Laval

Données de catalogage avant publication (Canada)

Beauchemin, Maryse, 1970-

L'apprentissage des sons et des phrases : un trésor à découvrir

Comprend des réf. bibliogr.
Publ. en collab. avec : Cité de la Santé de Laval.

ISBN 2-922770-04-4

1. Orthophonie pour enfants. 2. Orthophonie pour enfants - Exercices. 3. Langage, Troubles du, chez l'enfant - Traitement. 4. Orthophonie pour enfants - Problèmes et exercices. I. Martin, Sylvie. II. Ménard, Suzanne, M.O.A. III. Hôpital Sainte-Justine. IV. Cité de la Santé de Laval (Hôpital). V. Titre.

RJ496.L35B42 2000 618.92'85506 C00-941324-3

Idée originale : Maryse Beauchemin et Sylvie Martin
Éditrice conseil : Johanne Ménard
Illustrations : Johanne Blaquière
Couverture : Céline Forget
Conception graphique : Diabolo-Menthe
Infographie : Tecni-Chrome

Diffusion-Distribution au Québec : Prologue inc.
en France : Casteilla Diffusion
en Belgique et au Luxembourg : S.A. Vander
en Suisse : Servidis S.A.

Les éditions de l'Hôpital Sainte-Justine
3175, chemin de la Côte-Sainte-Catherine
Montréal (Québec) H3T 1C5
Téléphone : (514) 345-4671
Télécopieur : (514) 345-4631

Dépôt légal – Bibliothèque nationale du Québec, 2000

Remerciements

La publication de cet ouvrage est le résultat de l'engagement et de la collaboration d'un nombre important de personnes et d'organismes.

Nous remercions tout d'abord les Œuvres de bienfaisance pour enfants Ronald McDonald du Canada pour la contribution financière grâce à laquelle ce projet a été réalisé.

Nos remerciements s'adressent également aux parents qui ont collaboré aux groupes, aux membres de nos familles respectives, à nos collègues de travail et à nos amis qui nous ont constamment soutenues tout au long de ce travail.

Nous désirons enfin remercier les personnes suivantes pour leur participation essentielle à la production de ce livre :

M. Daniel Adam, directeur général, et Dr Alban Perrier, directeur des services professionnels et hospitaliers de la Cité de la Santé ; M. Jacques Brunelle, bénévole et Mme Normande Fournier, directrice des levées de fonds et des communications à la Fondation de la Cité de la Santé ; M. Paul Dumas, propriétaire de restaurants McDonald dans la région de Laval ; Mmes Josette Murdock et Josée Fiset des Œuvres de bienfaisances pour enfants Ronald McDonald du Canada.

Pour leurs commentaires éclairés, nos collègues orthophonistes : Mme Michèle Bergeron, professeur agrégé à l'École d'orthophonie et d'audiologie de l'Université de Montréal, Mme Patricia Cool et M. Hubert Delisle, orthophonistes au Centre universitaire de santé de l'Estrie, Mme Lise Vermette de la Commission scolaire de Montréal.

Pour son expertise professionnelle dans l'édition de cet ouvrage, Mme Johanne Ménard.

Pour leur assistance sur le plan du secrétariat, Mmes Chantal Gauthier et Huguette Thouin, secrétaires médicales à la Cité de la Santé.

Table des matières

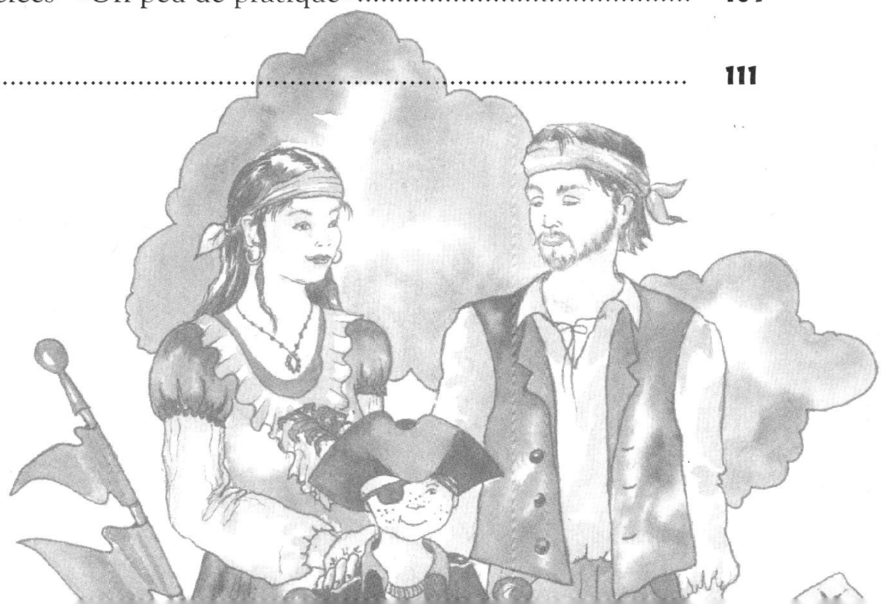

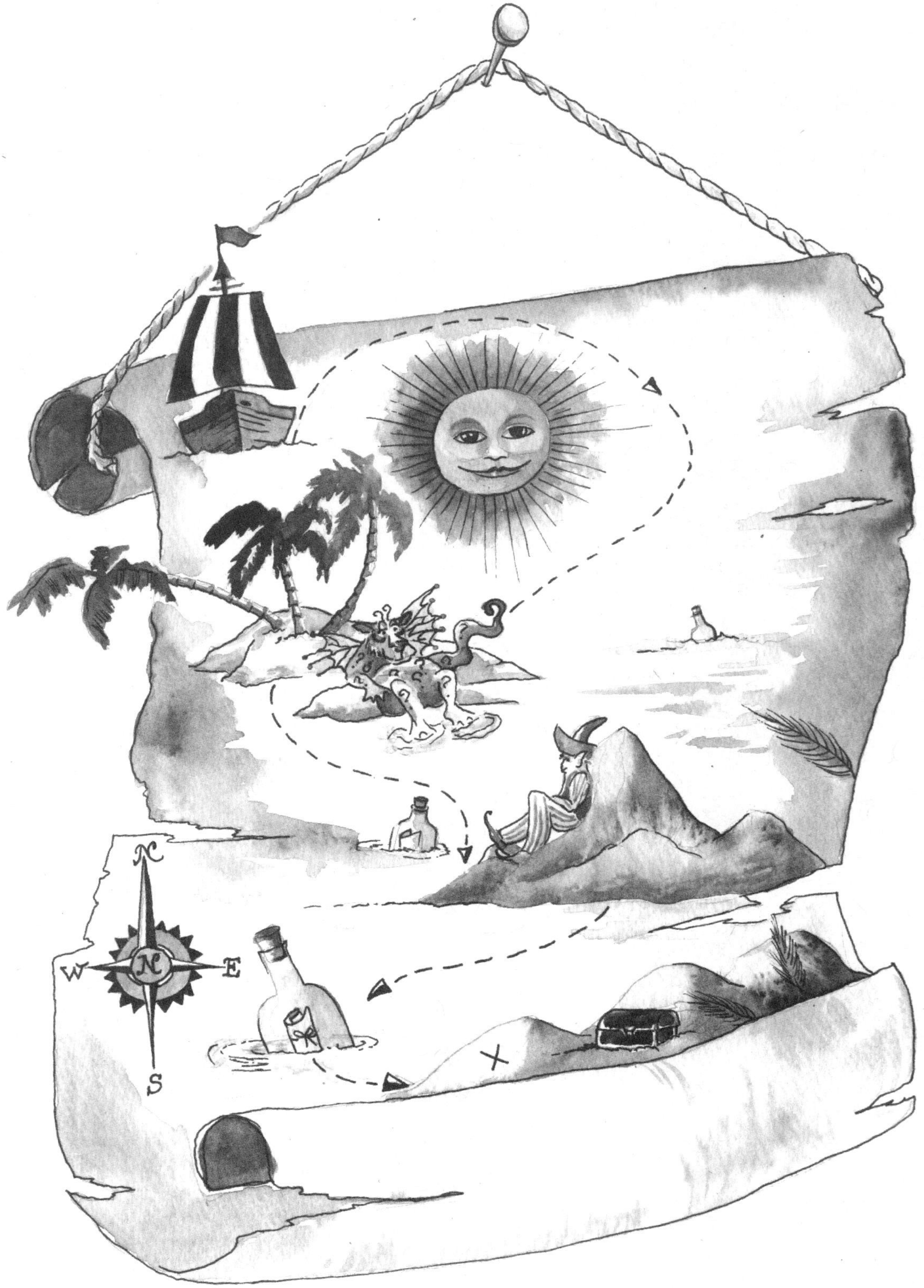
N
W
E
S
X

Introduction

La communication et le langage sont de véritables trésors ! Ils enrichissent celui ou celle qui les possède. Ils permettent le partage des idées et des émotions. De plus, ils ouvrent la porte à la connaissance du monde et des personnes qui nous entourent.

Les enfants qui présentent des difficultés sur le plan du développement du langage doivent fournir des efforts particuliers pour atteindre ces trésors. Pour les parents, la stimulation du langage devient une grande aventure. Tout comme une chasse aux trésors, celle-ci comporte plusieurs étapes à franchir et obstacles à surmonter. En vous proposant ce guide, nous vous invitons à coiffer votre chapeau de pirate et à vous diriger vers l'île du Langage.

Le but de ce guide est de vous aider à stimuler le langage de votre enfant à la maison. Chaque chapitre porte sur un élément important de l'apprentissage du langage. Dans chacun des chapitres, vous trouverez une partie théorique, des exercices pratiques dont les réponses se trouvent en annexe, un résumé «aide-mémoire» et des exercices à faire à la maison (sur des pages que vous pouvez découper).

Ce guide se veut un ouvrage de référence que vous pourrez consulter pour découvrir une idée de jeu, de livre, de comptine ou d'activité de bricolage à partager avec votre enfant. Il vous aidera à choisir des activités agréables afin d'aider votre enfant à améliorer son langage à chaque jour. Il vous accompagnera dans votre périple vers le trésor si convoité : le plaisir de communiquer.

N.B. L'utilisation de ce guide peut s'avérer encore plus profitable si elle se fait sous les conseils d'une orthophoniste, en intervention individuelle ou en groupe de parents, et en liaison avec le vidéo intitulé *Pour qu'ils le disent avec des phrases*, deuxième partie de la série *Le Plaisir de communiquer avec son enfant* (distribué par le CECOM). Ce vidéo illustre à l'aide d'exemples concrets les notions théoriques expliquées dans ce guide.

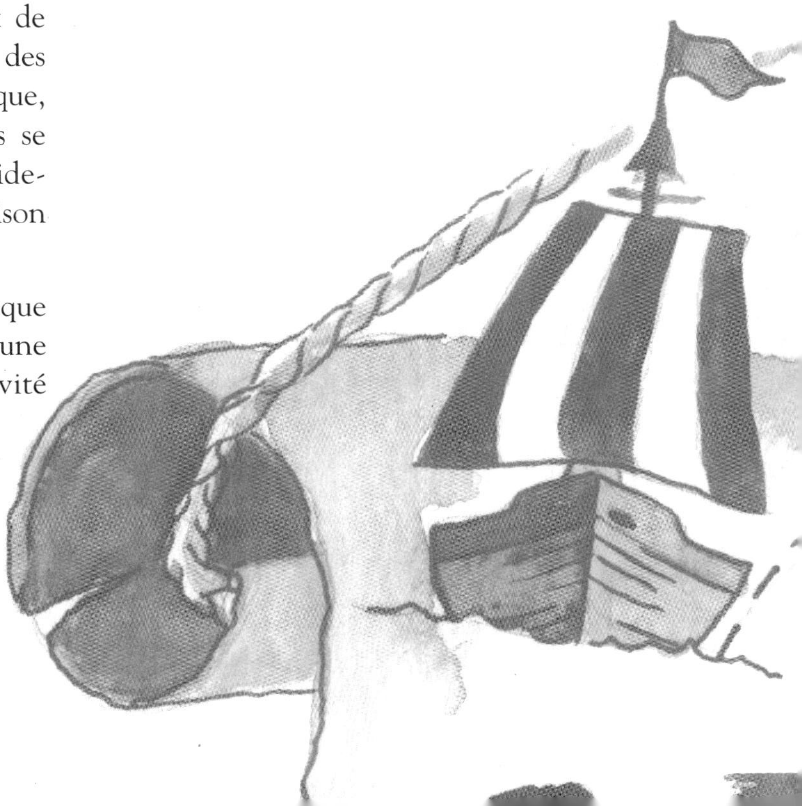

CHAPITRE 1

Observez la façon dont votre enfant communique

Vous avez décidé de découvrir le trésor de la communication avec votre enfant. Alors, fermez les yeux et imaginez-vous en pirate. Respirez l'air du large et son parfum d'aventure. L'île du Langage vous attend. Vous avez un grand bateau et une carte qui mène au trésor pour vous guider.

Avant de partir à la découverte de votre trésor, il faut vérifier l'état du bateau et la bonne forme de l'équipage! Il faut aussi connaître votre point de départ en observant avec attention votre carte qui mène au trésor. Le point de départ de votre voyage, c'est la communication de votre enfant au moment présent. Les étapes du voyage, ce sont des objectifs de langage réalisables pour arriver à une communication efficace, le but de votre chasse au trésor.

Bon voyage!

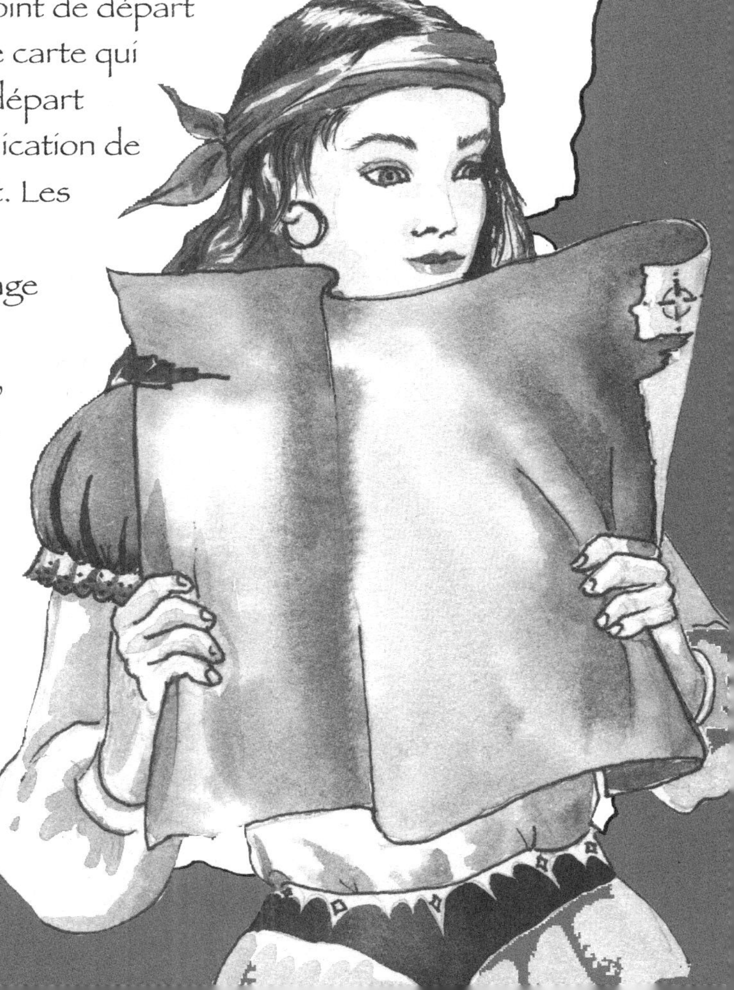

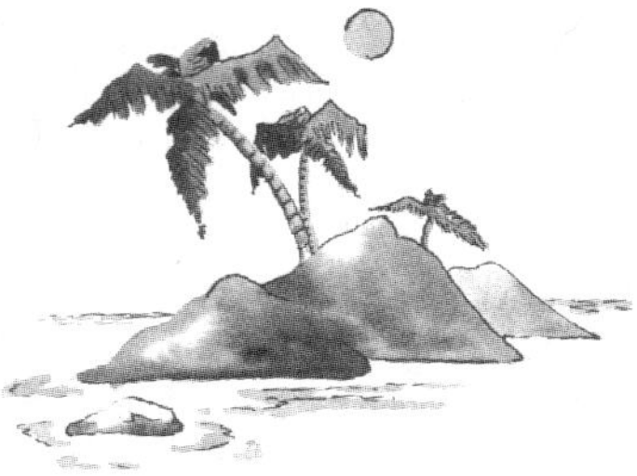

Un survol du chapitre

Pour aider votre enfant à améliorer son langage, la première étape consiste à observer sa façon de communiquer.

Dans ce chapitre, vous apprendrez à observer :

- **pourquoi** votre enfant communique;
- **à propos de quoi** votre enfant communique;
- **comment** votre enfant communique;
- quels sont les **points forts** de votre enfant et les **activités** qui l'intéressent.

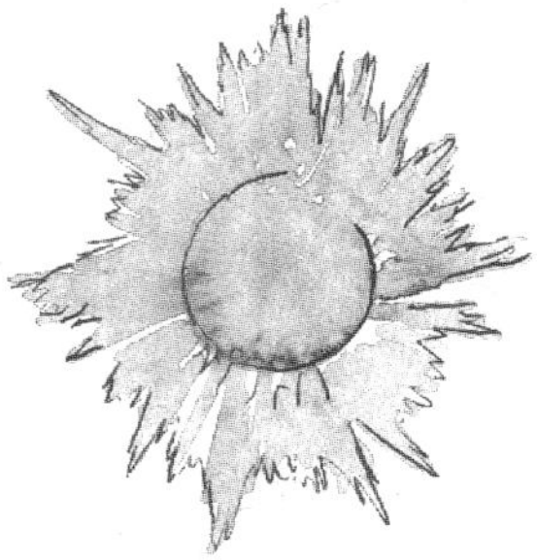

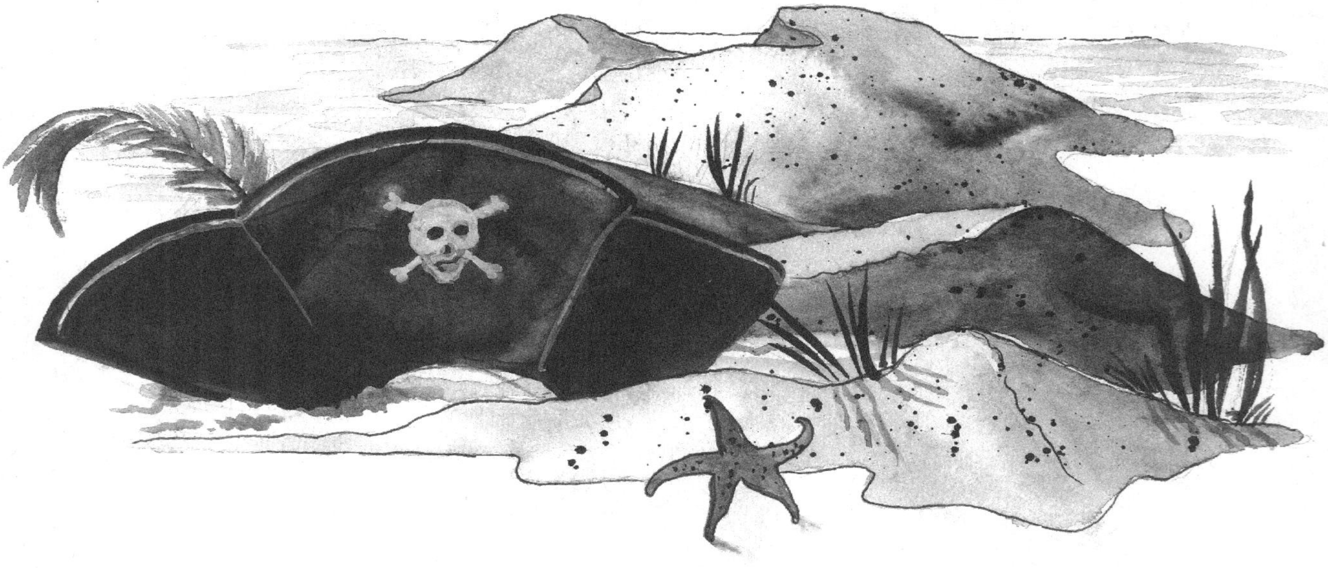

Étape par étape

1. POURQUOI VOTRE ENFANT COMMUNIQUE

Au tout début de sa vie, votre nourrisson communique avec son entourage pour signaler ses besoins immédiats : la faim, l'inconfort, la peur. Il ne possède alors qu'un moyen bien limité (mais efficace !) de communication : les pleurs !

Par la suite, votre enfant développe d'autres moyens pour communiquer (le sourire, les gestes, le regard et enfin le langage verbal) dont il se sert pour des raisons de plus en plus complexes... Voici quelques exemples :

POURQUOI VOTRE ENFANT COMMUNIQUE	EXEMPLES
1. Pour imiter.	Au début, l'enfant imite les sons que le parent produit (ex. : Vroum ! Vroum !) avec la petite auto.
2. Pour nommer des choses ou des personnes.	Lorsqu'il joue, l'enfant nomme ce qu'il voit : «une auto», «un camion de pompier».
3. Pour demander (des objets, de l'aide, de l'attention, un geste).	«Veux du lait.»
4. Pour protester.	«Non, veux pas coucher.»
5. Pour répondre à une question.	Parent : «Qu'est-ce qu'il fait le bonhomme ?» Enfant : «Y dort.»
6. Pour exprimer des sentiments, des goûts.	«Moi aime pas bananes.»
7. Pour poser des questions.	«Quoi y fait le monsieur ?»
8. Pour accompagner son jeu.	«Là le bonhomme s'en va travailler.»
9. Pour commenter.	«Yé trop gros.»
10. Pour expliquer ou raconter.	«Là le tit gaçon y avait peur pake y avait pedu sa maman.»
11. Pour planifier.	«Tantôt, on va sauter les pieds collés.»
12. Pour exprimer une séquence dans le temps.	«Là on va aller chez le dentiste pis après tu vas me donner une surprise.»
13. Pour expliquer pourquoi.	«J'ai eu une surprise parce que j'ai pas pleuré chez le dentiste».

2. À PROPOS DE QUOI VOTRE ENFANT COMMUNIQUE

Lorsque votre enfant s'exprime, il vous communique un message. Il parle habituellement des choses qui l'intéressent. Pour que votre enfant soit un habile communicateur, il doit pouvoir parler de différents sujets et avoir un bon vocabulaire dans chacune des catégories qui l'intéressent :

- les personnes → papa, maman, l'éducatrice de garderie...
- les objets → le lit, l'auto, la pelle, la caméra...
- les animaux → le chien, l'oiseau, les poissons...
- la nourriture → le jus, le lait, les rôties au beurre d'arachide...
- les actions → jouer, écouter la télévision, sauter...
- les sentiments → triste, content, fâché...
- les concepts → gros, mouillé, vert, beaucoup, en dessous...
- le temps → hier, demain, après, dans deux dodos...
- les événements → un accident, une fête, une sortie...
- les lieux → chez grand-maman, à la garderie, au zoo...
- les jeux → les blocs, cache-cache, la pâte à modeler...

3. COMMENT VOTRE ENFANT COMMUNIQUE

À mesure que votre enfant grandit, il améliore sa façon de parler, que ce soit en allongeant ses phrases ou en améliorant sa manière de prononcer certains sons.

Afin de mieux aider votre enfant dans sa découverte du langage, il est essentiel que vous preniez quelques instants pour bien écouter comment il parle.

- Est-il capable de faire des phrases complètes ?
- Peut-il utiliser les pronoms (je, tu, il) ?
- Est-ce que les petits mots comme les articles (le, la, un, une) ou les prépositions (de, à, dans) sont présents ?
- Remplace-t-il certains sons par d'autres ? (Ex. : au lieu de dire «soupe», il dit «toupe».)
- Laisse-t-il tomber des sons ? (Ex. : au lieu de dire «patate», il dit «pata».)
- Est-il capable de dire des mots longs ? (Ex. : pantalon, macaroni.)

Ces observations vous serviront de point de départ. Elles vous aideront à choisir des objectifs pour stimuler le langage de votre enfant.

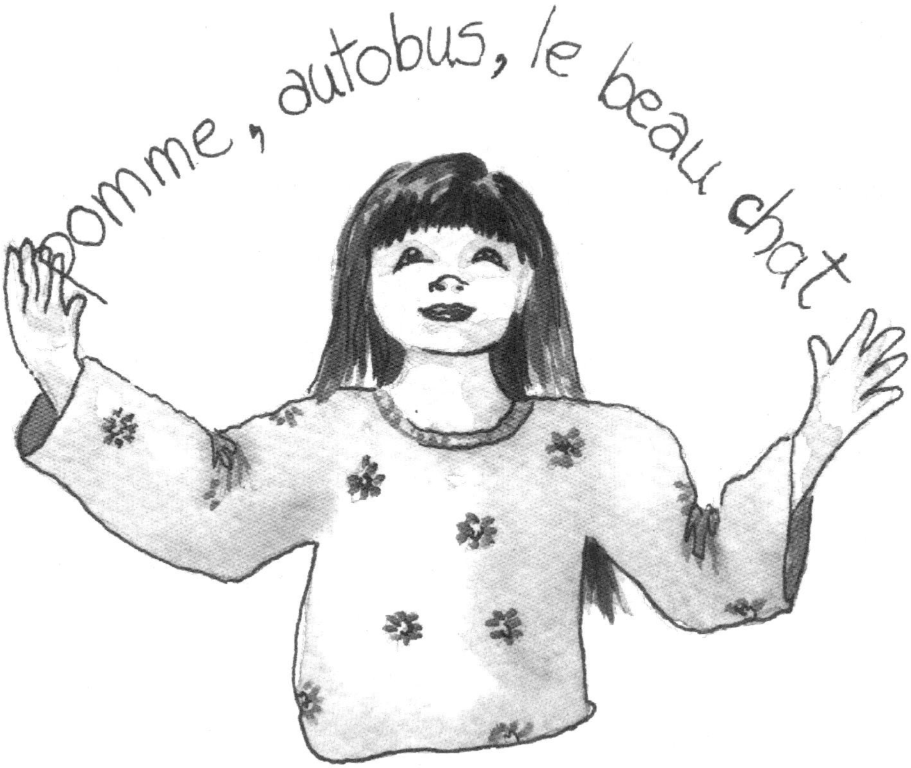

4. QUELS SONT LES **POINTS FORTS** DE VOTRE ENFANT ET LES **ACTIVITÉS** QUI L'INTÉRESSENT ?

Il est important de s'attarder aux activités que votre enfant aime ainsi qu'aux points forts qu'il présente. Ce seront vos alliés pour le développement de son langage. Les points forts de votre enfant peuvent être une qualité (ex.: sociable, persévérant) ou encore une habileté qu'il a particulièrement bien développée (ex.: casse-tête, jeux moteurs). N'oubliez pas: la stimulation du langage doit devenir une aventure amusante et agréable pour votre enfant et vous.

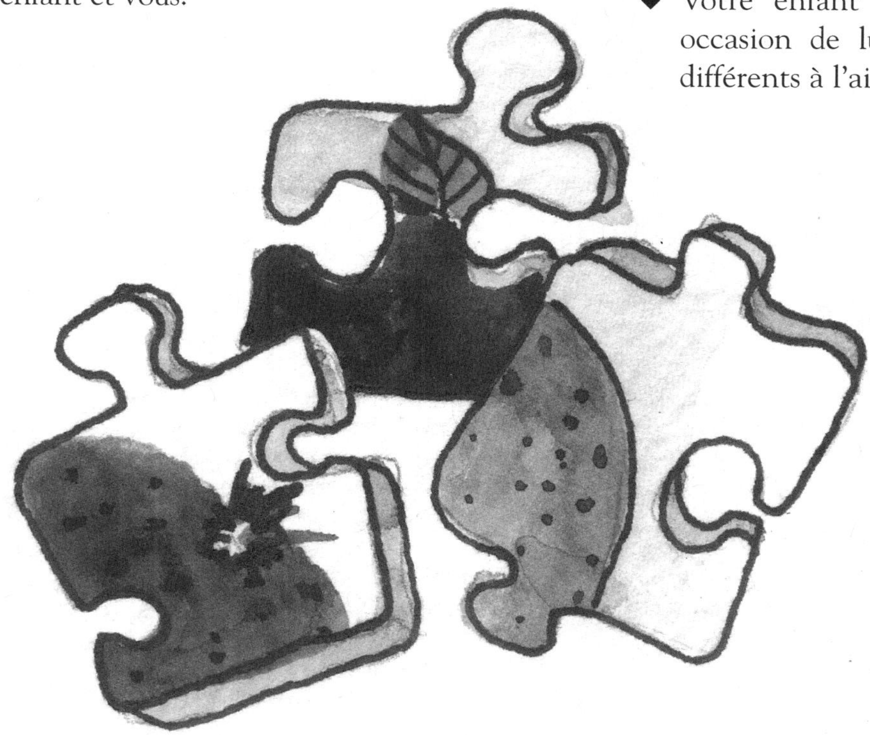

Exemple:

- Votre enfant aime le bricolage: quelle bonne activité pour stimuler le langage! (Ex.: «Je colle la pomme dans l'arbre, je la colore en rouge.»)
- Votre enfant adore les tours de voiture: c'est une excellente occasion d'augmenter le vocabulaire! (Ex.: «As-tu vu le dalmatien sur le trottoir?»; «On traverse la voie ferrée.»)
- Votre enfant veut absolument vous aider à faire le repas: c'est le moment idéal pour stimuler l'emploi des pronoms! (Ex.: «<u>Tu</u> brasses, <u>je</u> mets du lait.»)
- Votre enfant aime la musique: bonne occasion de lui faire entendre des sons différents à l'aide des comptines.

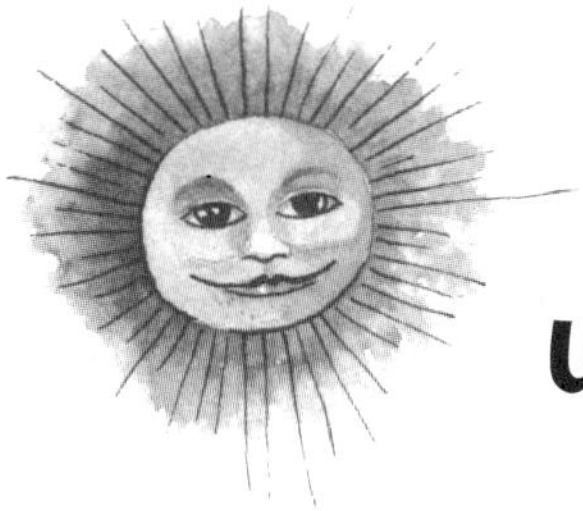

Un peu de pratique

Voici maintenant un exercice pratique qui vous permettra de démêler toutes ces notions. Dans la première colonne, vous trouverez des exemples de phrases d'enfant. Dans la deuxième colonne, vous inscrivez POURQUOI l'enfant a parlé. Dans la troisième colonne, vous écrivez À PROPOS DE QUOI il a communiqué.

A. PHRASE DE L'ENFANT	B. POURQUOI IL PARLE	C. À PROPOS DE QUOI
1. «Veux jus pomme.»	Pour demander	La nourriture
2. «Où papa parti ?»		
3. «Veux pas aller à garderie.»		
4. «Moi j'aime beaucoup les chevaux.»		
5. «On va chez grand-maman pis après on va au parc.»		

(Les réponses se trouvent à la fin du guide.)

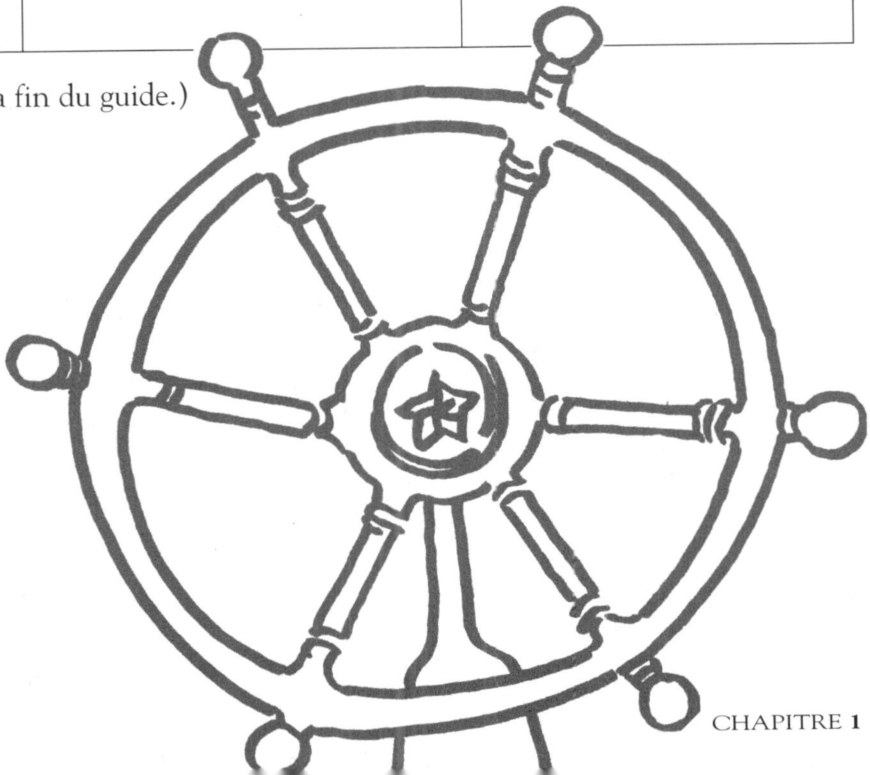

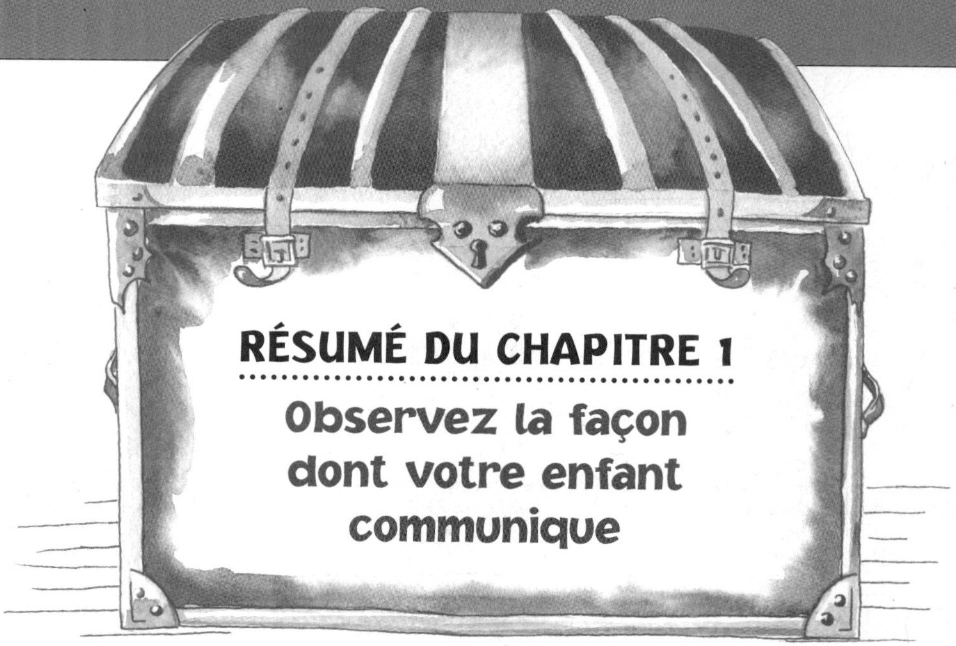

RÉSUMÉ DU CHAPITRE 1

Observez la façon dont votre enfant communique

Avant de commencer votre aventure
vers l'île du Langage,
il est important d'observer la façon
dont votre enfant communique.

1. **POURQUOI** VOTRE ENFANT COMMUNIQUE
2. **À PROPOS DE QUOI** VOTRE ENFANT COMMUNIQUE
3. **COMMENT** VOTRE ENFANT COMMUNIQUE
4. QUELS SONT LES **POINTS FORTS** DE VOTRE ENFANT ET LES **ACTIVITÉS** QUI L'INTÉRESSENT ?

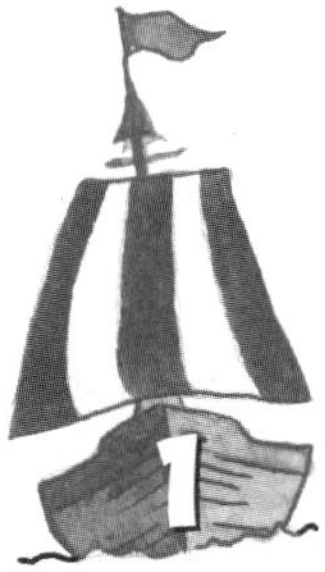

Pratiquons-nous à la maison

Voici quelques activités qui vous permettront de mieux connaître les intérêts et la façon de communiquer de votre enfant. N'hésitez pas à découper vos feuilles d'exercices pour les garder bien en vue et les compléter tout au long de la semaine.

LES POINTS FORTS DE MON ENFANT

J'écris ici cinq points forts de mon enfant.

1. ______________________________
2. ______________________________
3. ______________________________
4. ______________________________
5. ______________________________

LES ACTIVITÉS AUXQUELLES S'INTÉRESSE MON ENFANT

J'écris trois activités que mon enfant aime faire.

1. ______________________________
2. ______________________________
3. ______________________________

COMMENT MON ENFANT COMMUNIQUE

J'écris 10 phrases de mon enfant avec la prononciation exacte (le plus possible). Dans la colonne de droite, j'inscris ce qu'il voulait dire.

LES PHRASES DE MON ENFANT	CE QU'IL VOULAIT DIRE
Ex. : «Veux un tamion pou Noël.»	«Je veux un camion pour Noël.»
1. ______	______
2. ______	______
3. ______	______
4. ______	______
5. ______	______
6. ______	______
7. ______	______
8. ______	______
9. ______	______
10. ______	______

Sons difficiles pour mon enfant : ______

______

______

Mots de la phrase difficiles pour mon enfant : ______

______

______

CHAPITRE 2

Suivez votre enfant dans le jeu

Après avoir bien observé la carte qui mène au trésor, vous connaissez maintenant votre point de départ : la communication actuelle de votre enfant. Ensemble, vous êtes prêts à partir à la conquête de l'île du Langage. La communication est un trésor que vous découvrirez plus facilement à deux. Pour ce voyage, laissez votre enfant décider de la route à prendre. En tenant le gouvernail, il participera davantage à la chasse au trésor. Suivez-le doucement sur le chemin qu'il choisit. C'est lui le capitaine à bord !

De la même façon, suivez votre enfant dans ses activités. Laissez-le choisir les jeux et répondez à ses amorces de communication. Vos échanges avec lui seront alors plus agréables.

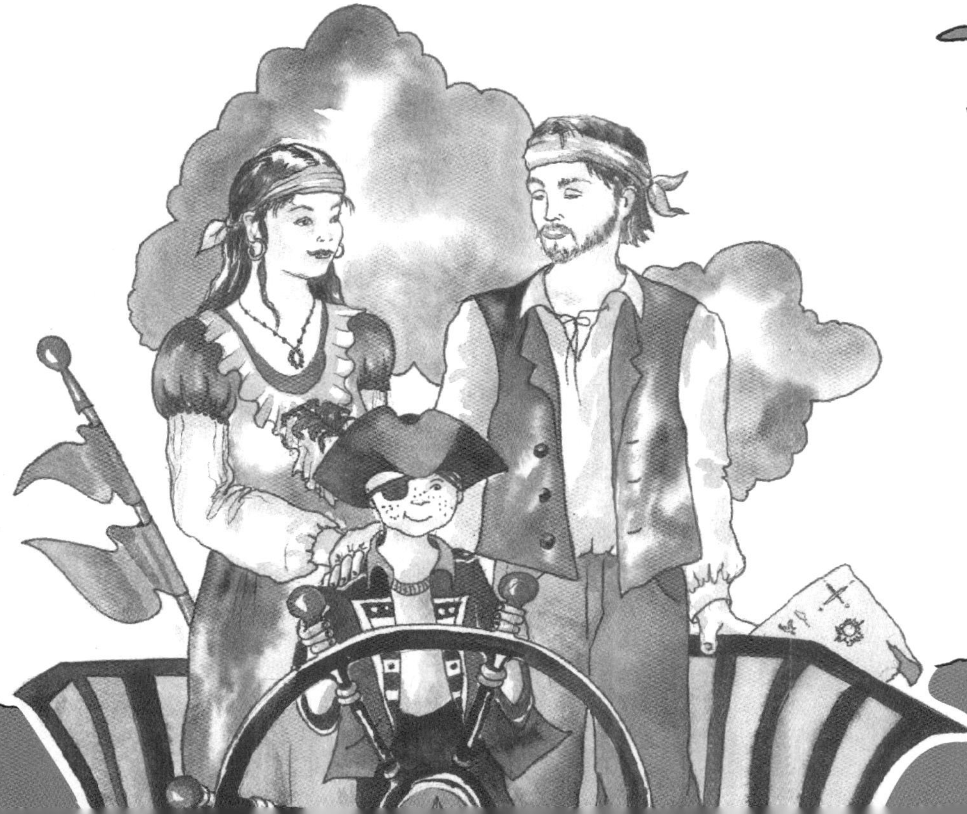

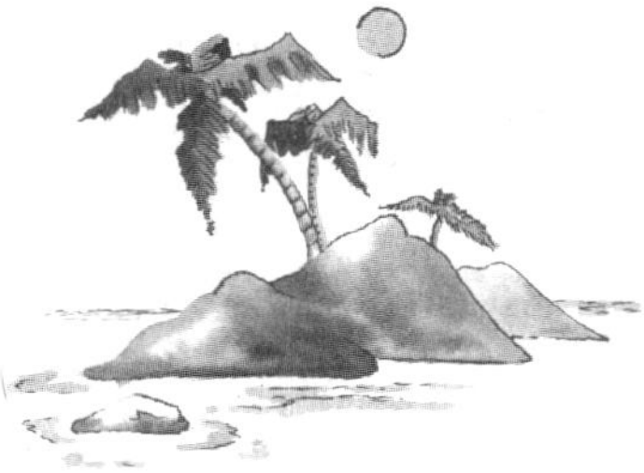

Un survol du chapitre

Afin d'encourager votre enfant à communiquer plus souvent et à améliorer ses sons et ses phrases, il est préférable de tenir compte de ses intérêts et de ses sujets de conversation préférés.

Vous avez observé jusqu'à maintenant les points forts de votre enfant et ses difficultés sur le plan du langage. Vous rappelez-vous des activités qu'il préfère ?

ACTIVITÉS PRÉFÉRÉES DE MON ENFANT
1.
2.
3.

Pendant ses activités préférées, votre enfant a davantage le goût de parler. Vous pouvez profiter de ces moments pour stimuler son langage.

Il y a plusieurs façons d'aider votre enfant. Il s'agit de le suivre dans son jeu :

- en étant attentif à votre enfant et en l'observant;
- en vous plaçant à sa hauteur;
- en attendant qu'il commence la conversation et en l'écoutant;
- en reformulant ses phrases;
- en décrivant avec des mots ce qui retient son attention;
- en disant à voix haute ce qu'il pense ou ce qu'il ressent.

De plus, nous verrons ensemble quelques trucs à utiliser lorsque votre enfant n'est pas porté à amorcer de lui-même la conversation.

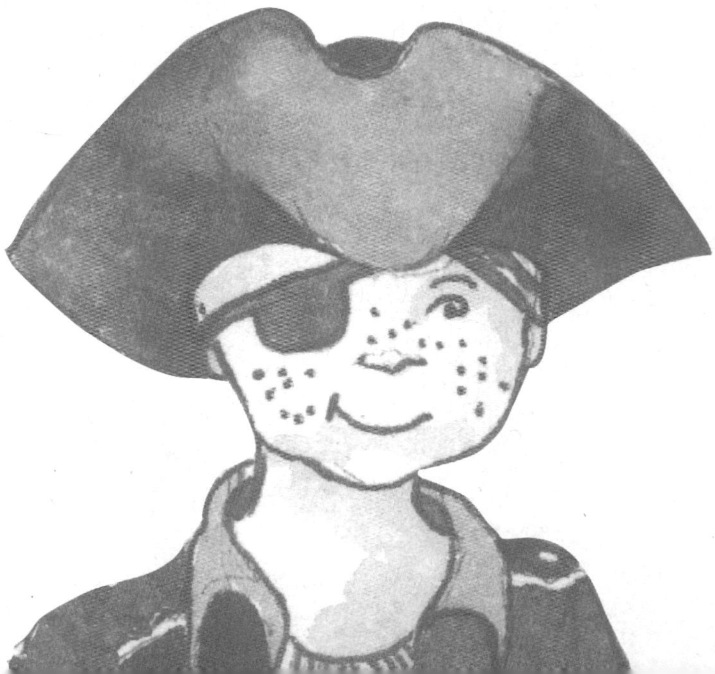

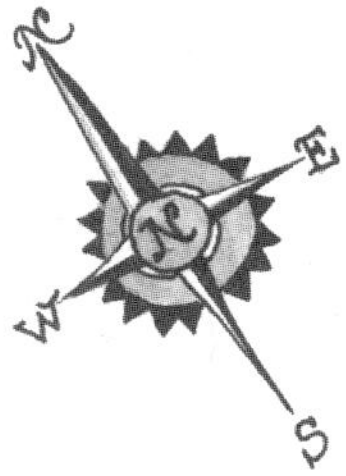

Étape par étape

1. Soyez attentif et observez votre enfant

Dans le chapitre 1, vous avez appris à observer la communication et les intérêts de votre enfant. Ces observations seront précieuses et utiles pour chacune des activités que vous ferez avec lui. Continuez à noter les progrès de votre enfant sur le plan du langage et ses intérêts dans le jeu, qui peuvent changer graduellement (ex. : il aime davantage les livres, les jeux de table, etc.). Vous pourrez alors modifier vos objectifs de langage.

De plus, soyez attentif à ses messages non verbaux. Observez ses mimiques, son regard, ses expressions faciales, les mouvements de son corps. Ceux-ci peuvent exprimer son intérêt, son manque d'intérêt ou d'autres émotions plus subtiles.

2. Placez-vous à la hauteur de votre enfant

- Assoyez-vous par terre avec lui.
- Assoyez-vous par terre et laissez-lui le fauteuil.
- Grimpez-le sur le comptoir.
- Assoyez-le sur des coussins.

Lorsque vous êtes à la même hauteur que lui, votre enfant peut bien voir comment vous placez votre bouche pour prononcer les sons. Il est bien plus agréable de parler avec quelqu'un que l'on peut regarder dans les yeux et dont on peut voir le visage.

3. Attendez que votre enfant commence la conversation et écoutez-le

Laissez votre enfant amorcer la conversation lors d'un jeu ou dans la vie de tous les jours. Il s'intéresse à la coccinelle sur le balcon et dit : «Regarde, maman !» Poursuivez avec un commentaire : «Ah oui ! une coccinelle rouge !» Il entend le chien du voisin et dit : «Chien dehors.» Poursuivez par une question : «Comment il s'appelle ?»

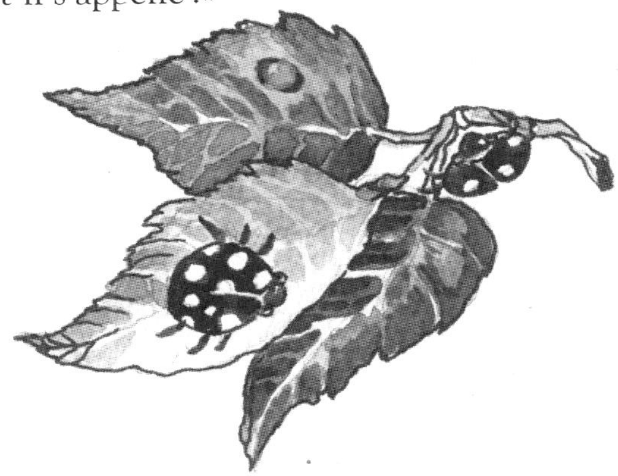

De plus, lorsque vous parlez à votre enfant, laissez-lui le temps de répondre à vos questions et d'exprimer son idée. Pour cela, vous devez attendre après avoir posé une question ou avoir fait un commentaire. Voici un petit truc : vous pouvez compter silencieusement jusqu'à cinq avant de continuer. En faisant cela, vous encouragez votre enfant à poursuivre la conversation.

4. Reformulez les phrases de votre enfant

Vous pouvez reformuler les phrases de votre enfant dans différentes situations. Par exemple, vous pouvez reformuler pour montrer à votre enfant que vous avez bien compris son message. Il verra ainsi que vous vous intéressez à ce qu'il dit. Vous pouvez également reformuler la phrase de votre enfant si elle est incomplète ou si elle comporte des erreurs. Vous lui donnerez ainsi un bon modèle de phrase. Au cours d'un jeu, vous pouvez reformuler la phrase de votre enfant pour poursuivre la conversation.

Par exemple, si votre enfant vous dit : «Encore jus pomme, moi», vous pouvez reformuler de cette façon : «Tu veux encore du jus de pomme.»

5. Décrivez ce qui retient l'attention de votre enfant

Parlez de ce qui intéresse votre enfant ou de ce qu'il fait. Lorsque votre enfant regarde ou manipule un objet, vous pouvez le nommer, le qualifier, le décrire. Cela lui permet d'enrichir son vocabulaire, plutôt que d'utiliser les expressions «ça» et «là». Par exemple, s'il regarde le chat de son amie : «C'est le chat de Sophie. Il dort. Il a de longs poils. Oh ! Il se réveille.»

6. Dites à voix haute ce que votre enfant pense ou ressent

En parlant de ce que votre enfant semble penser ou ressentir, vous lui donnez accès à un vocabulaire spécifique lui permettant d'exprimer ses émotions (ex. : votre enfant arrive en pleurant avec un jouet brisé : «Tu es triste. Tu as brisé ton jouet. Viens, on va essayer de le réparer.»). N'oubliez pas de vérifier si vous avez bien traduit sa pensée en lui redonnant la parole.

◆ ◆ ◆

Vous connaissez maintenant quelques moyens qui vous aideront à stimuler le langage de votre enfant tout en suivant ses intérêts.

Mais il est possible que votre enfant ne commence pas la conversation de lui-même. Que pouvez-vous faire à ce moment-là ? Voici quelques stratégies supplémentaires pour lui donner une occasion de parler :

- **Oubliez ou mettez des objets hors de sa portée.**
  Ex. : mettez son toutou préféré hors de sa vue, oubliez le lait dans ses céréales, cachez sa casquette favorite, etc.
- **Préparez une activité nouvelle, digne d'intérêt, pour susciter des réactions.**
  Ex. : machine à bulles, livre musical, nouveau livre de collants, jeu de cache-cache avec objets, etc.
- **Rappelez-vous sa dernière sortie ou le dernier film qui l'a captivé.** Tentez à l'aide de photos ou d'images de l'aider à se rappeler les points importants.
  Ex. : la girafe au zoo qui a mangé dans sa main, Cruella qui essaie d'attraper les dalmatiens, etc.
- **Utilisez l'absurde.** Une action ou un mot cocasse peuvent amener l'enfant à verbaliser.
  Ex. : mettez sa casquette sur votre tête, appelez une pomme une banane, coloriez une image avec le crayon fermé, assoyez-le dans le bain sans eau, etc.

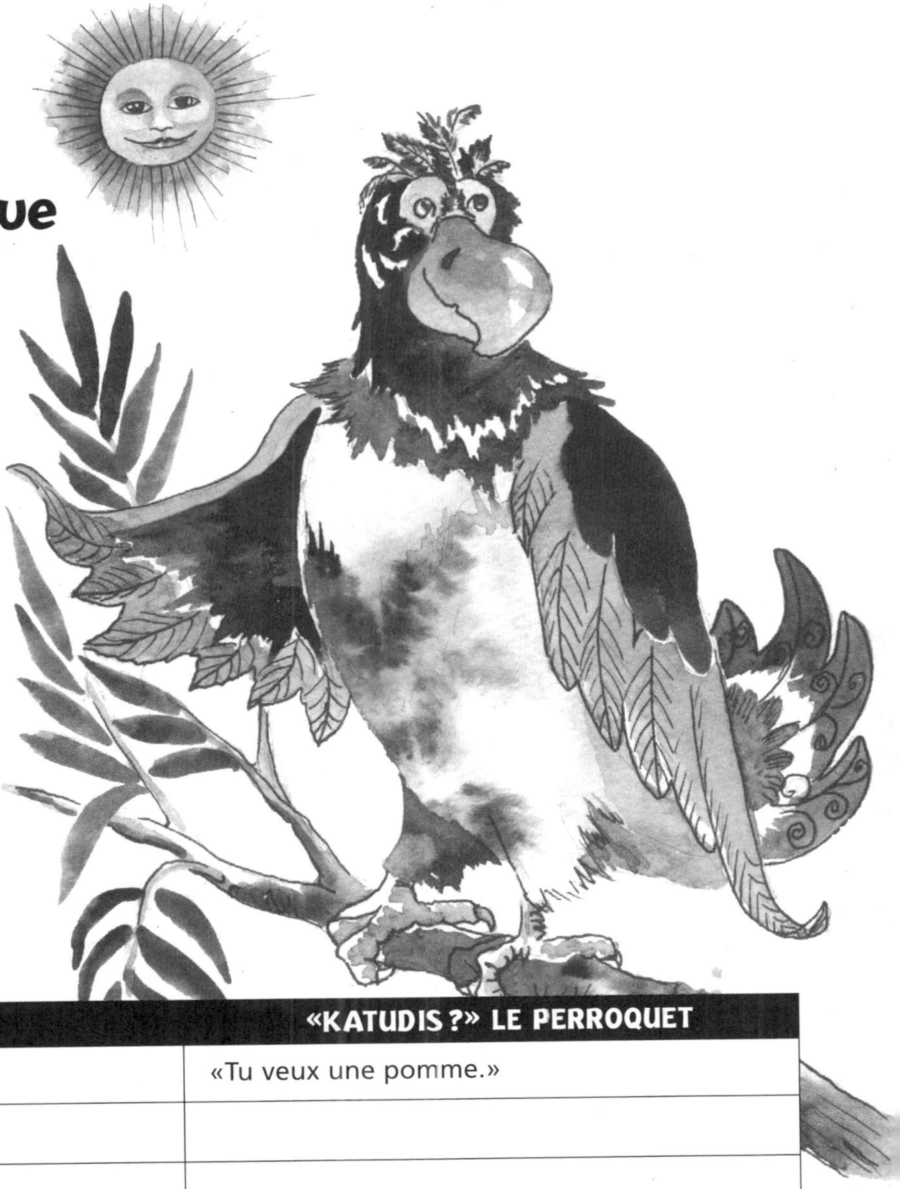

Un peu de pratique

Une des façons de suivre la conversation de votre enfant consiste à reformuler ce qu'il vient de dire.

Faites comme le maître de la reformulation, le perroquet **Katudis** ?, et essayez de reformuler les phrases suivantes :

L'ENFANT DIT	«KATUDIS ?» LE PERROQUET
1. «Veux pomme.»	«Tu veux une pomme.»
2. «Camion bisé.»	
3. «Gros chien dehors.»	
4. «Aime pas ça soupe.»	
5. «Mes panpalons sont sales.»	
6. «C'est moi commence.»	
7. «Le Pè Noël donne des tadeaux.»	
8. «Ça c'est la pomme à lui.»	
9. «Il man des caro pis des pata.»	
10. «La totière a mis la touris dans ton tac.»	

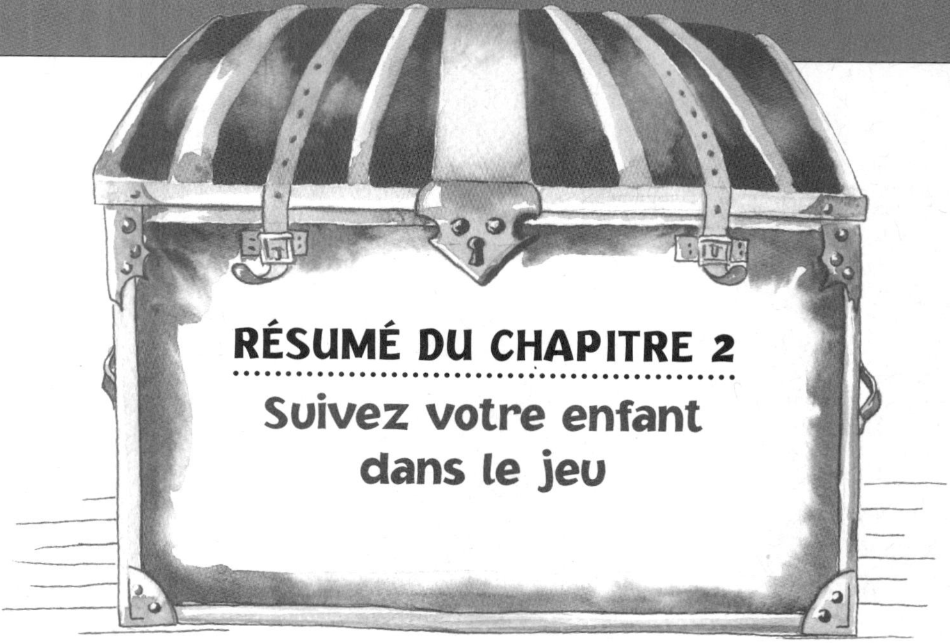

RÉSUMÉ DU CHAPITRE 2

Suivez votre enfant dans le jeu

Pour que votre aventure vers l'île du Langage soit plus agréable, laissez votre petit pirate prendre le gouvernail et suivez-le.

1. Soyez attentif et observez votre enfant.
2. Placez-vous à la hauteur de votre enfant.
3. Attendez que votre enfant commence la conversation et écoutez-le.
4. Reformulez les phrases de votre enfant.
5. Décrivez ce qui retient l'attention de votre enfant.
6. Dites à voix haute ce que votre enfant pense ou ressent.

Et, au besoin, créez des situations pour qu'il prenne davantage l'initiative de la conversation.

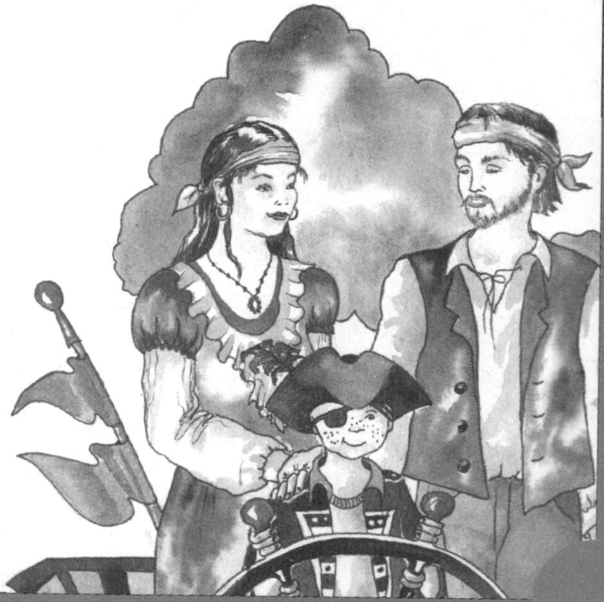

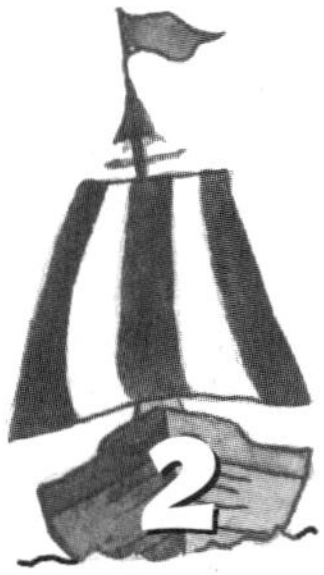

Pratiquons-nous à la maison

Voici un exercice qui vous permettra de suivre votre enfant dans ses activités préférées. Attention ! c'est lui qui doit commencer la conversation ! Vous n'avez qu'à le suivre.

J'écris 10 exemples de situations où mon enfant est venu me parler et la façon dont je lui ai répondu.	
Ex. :	ENFANT : Dans le bain : «Veux de la mousse.»
	PARENT : «Tu veux de la mousse dans ton bain.»
1.	ENFANT :
	PARENT :
2.	ENFANT :
	PARENT :
3.	ENFANT :
	PARENT :
4.	ENFANT :
	PARENT :
5.	ENFANT :
	PARENT :
6.	ENFANT :
	PARENT :
7.	ENFANT :
	PARENT :
8.	ENFANT :
	PARENT :
9.	ENFANT :
	PARENT :
10.	ENFANT :
	PARENT :

N.B. Essayez de noter telles quelles les phrases de votre enfant.

CHAPITRE 3

Poursuivez la conversation pour stimuler le développement des phrases

En bon pirate que vous êtes, vous avez commencé par observer la carte qui mène au trésor pour préparer votre itinéraire. Afin de rendre la traversée agréable pour votre enfant, vous l'avez laissé prendre le gouvernail et vous avez appris à le suivre.

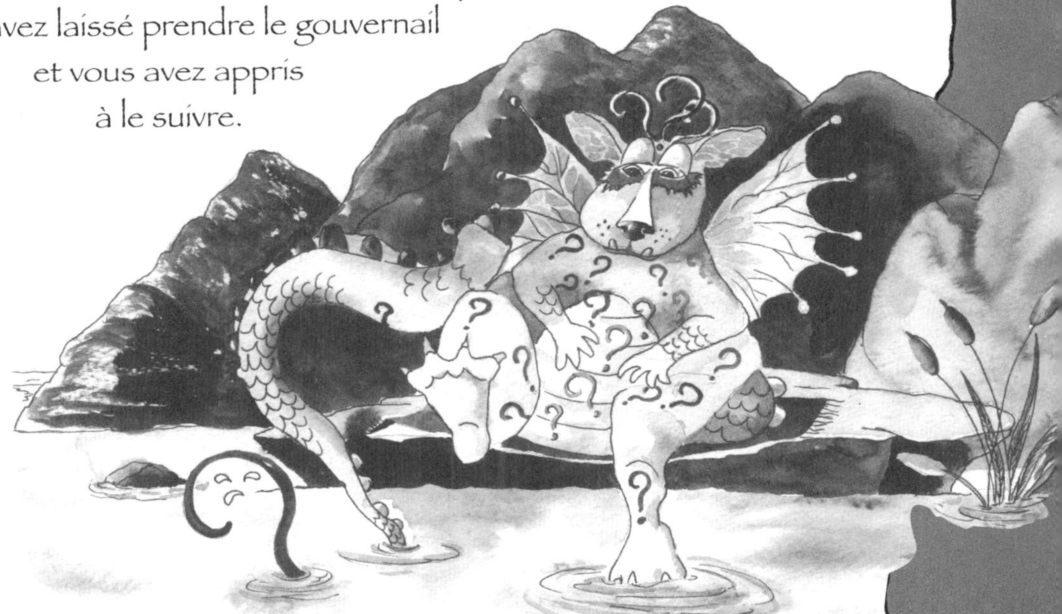

Vous voici maintenant arrivés à la première escale : l'île des Phrases. Venez visitez cette île enchanteresse et découvrez une foule de moyens d'aider votre enfant à développer ses phrases. Cela vous sera bien utile dans votre aventure vers l'île du Langage. Mais attention de ne pas tomber dans le piège du monstre **C'est-quoi-ça ?**...

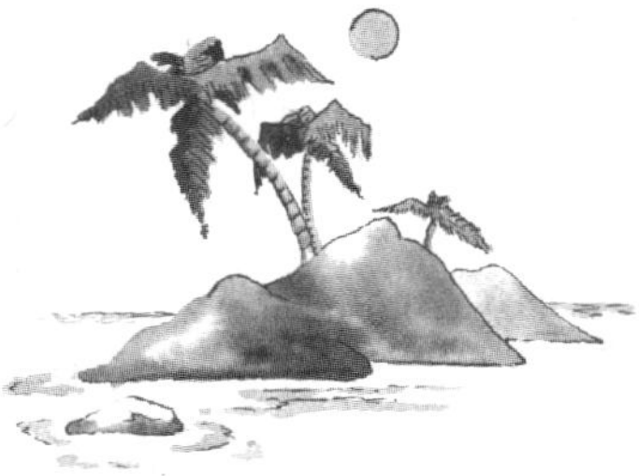

Un survol du chapitre

Nous avons vu au chapitre 2 différents moyens de suivre votre enfant à travers ses activités préférées.

Quels sont les moyens qui vous ont été les plus utiles ? (Vous pouvez cocher une ou plusieurs cases.)

- ❑ Être attentif et observer mon enfant.
- ❑ Me placer à la hauteur de mon enfant.
- ❑ Attendre que mon enfant commence la conversation et l'écouter.
- ❑ Reformuler les phrases de mon enfant.
- ❑ Décrire ce qui retient l'attention de mon enfant.
- ❑ Dire à voix haute ce que mon enfant pense ou ressent.
- ❑ Créer des situations pour qu'il amorce davantage la conversation.

Maintenant que vous avez appris comment suivre votre enfant dans ses activités préférées, il sera plus facile de poursuivre la conversation. À partir des sujets choisis par votre enfant, vous pourrez l'aider à faire des phrases plus complètes.

Dans ce chapitre, vous découvrirez comment poursuivre la conversation pour stimuler le développement des phrases de votre enfant.

Vous apprendrez à :

1. Parler chacun à votre tour.
2. Adapter votre langage.
3. Aider votre enfant à faire des phrases complètes :
   a) en vous familiarisant avec les étapes de développement des phrases;
   b) en reformulant ses phrases;
   c) en ajoutant de l'information;
   d) en posant des questions.

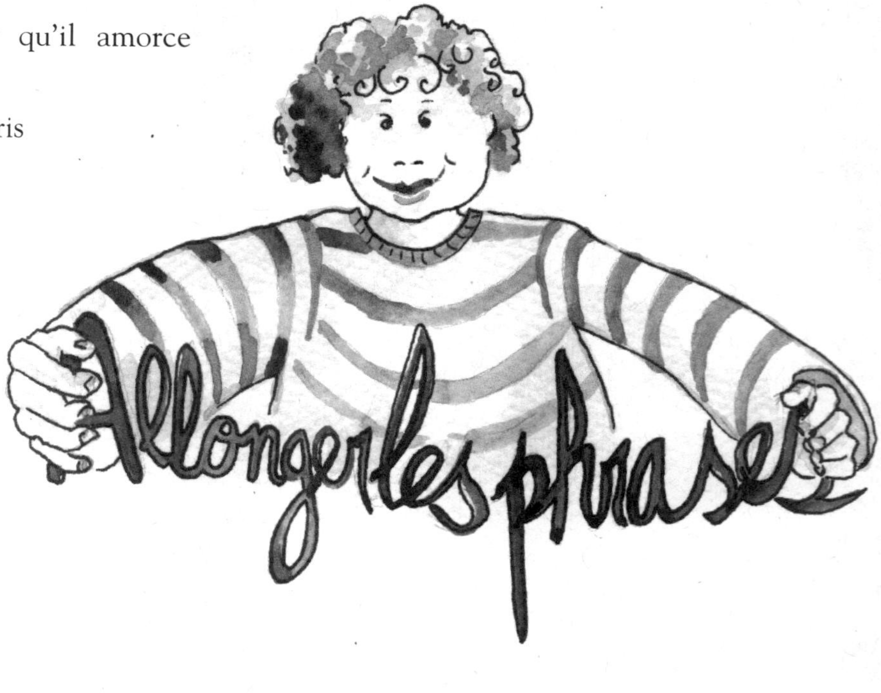

Étape par étape

1. Parlez chacun à votre tour

Tout comme dans un jeu de ballon, où chacun doit attendre son tour pour lancer, il est important que chacun prenne son tour de parole dans une conversation.

Vous vous rappelez qu'il est important d'attendre que votre enfant commence la conversation pour pouvoir suivre son intérêt.

C'est maintenant à votre tour de parler. Il est important de maintenir le sujet de conversation apporté par votre enfant. Pour ce faire, vous pouvez :

- Formuler un commentaire.
- Poser une question.
- Répondre à ses questions.

Lorsque vous aurez terminé votre tour de parole, il est important d'attendre qu'il poursuive lui-même la conversation. Pour ce faire, vous pouvez compter silencieusement jusqu'à 5 pour lui permettre de prendre son tour.

De plus, vous pouvez lui donner certains signaux pour lui faire comprendre que c'est à son tour de parler :

- Regardez-le en attendant sa réponse.
- Penchez-vous vers lui.
- Répétez votre question.
- Reformulez votre commentaire.

2. Adaptez votre langage

Pour aider votre enfant à prendre part à la conversation, il est parfois nécessaire de simplifier votre langage pour l'adapter à celui de votre enfant :

- Utilisez des phrases plus courtes.
- Reformulez la phrase en d'autres mots (utilisez des synonymes).
- Parlez plus lentement.
- Utilisez des expressions qui lui sont familières.
- Ajoutez des gestes, pour l'aider à comprendre.

3. Aidez votre enfant à faire des phrases complètes

A. En vous familiarisant avec les étapes de développement des phrases

Chez l'enfant, la phrase se développe graduellement. Au fur et à mesure qu'il grandit, il apprend à maîtriser différents types de mots et de structures de phrases.

Le tableau qui suit résume les différentes étapes du développement des phrases en fonction de l'âge de l'enfant.

> **MAIS ATTENTION !**
>
> Tous les enfants ne suivent pas les mêmes étapes en ce qui concerne le développement de la phrase.
>
> Tous les enfants n'atteignent pas les mêmes étapes au même âge.

(Cette partie du guide pour les parents se retrouve dans la 4e section du vidéo *Pour qu'il le dise avec des phrases : Aider l'enfant à progresser*.)

Développement des mots et des phrases

	LANGAGE Développement des mots et des phrases	ÂGE (Les âges sont approximatifs; il n'y a pas lieu de s'alarmer si votre enfant accuse un retard de quelques mois...)								
		0 - 6 mois	6 - 12 mois	12 - 18 mois	18 - 24 mois	24 - 32 mois	32 - 36 mois	36 - 42 mois	42 - 48 mois	48 - 60 mois
1.	Jargonne beaucoup.	-	±	+						
2.	Commence à dire des mots: «papa», «maman», «à terre».	-	±	+						
3.	Utilise des mots phrases: «toto» pour «l'auto est partie».	-	±	+						
4.	Commence à juxtaposer des mots (phrases de 2 mots): «papa parti», «bobo bébé».	-	-	±	+					
	Dit des phrases de 2-3 mots avec des erreurs: «Jouer avec blocs.»	-	-	-	+					
5.	Réfère à lui-même en disant son nom.	-	-	-	+					
6.	Exprime la négation par «non»: «Non papa parti.»	-	-	-	±	+				
7.	Commence à utiliser des verbes et des adjectifs: «C'est beau.»	-	-	-	±	+				
8.	Réfère à lui-même en disant «moi».	-	-	-	±	+				
9.	Commence à utiliser les pronoms : «Lui manger pomme.»	-	-	-	±	+				
10.	Utilise les articles (un, une), les adjectifs (grand, petit, gros) et les prépositions (dans, dessus).	-	-	-	-	±	+			
11.	Commence à utiliser des phrases de plusieurs mots: «Papa parti auto travail.»	-	-	-	-	-	±	+		
12.	Utilise des mots interrogatifs (à qui, quoi, où).	-	-	-	-	-	±	+		
13.	Utilise les verbes à l'infinitif ou au présent.	-	-	-	-	-	±	+		

		0 - 6 mois	6 - 12 mois	12 - 18 mois	18 - 24 mois	24 - 32 mois	32 - 36 mois	36 - 42 mois	42 - 48 mois	48 - 60 mois
14.	Utilise les articles (le, la) et les pronoms personnels (il, elle, nous, vous).	-	-	-	-	-	±	+		
15.	Utilise les adjectifs possessifs (mon, ton, son) et leurs féminins et pluriels. Utilise les pronoms (je, tu).	-	-	-	-	-	±	+		
16.	Commence à utiliser les articles au pluriel (des, les), les auxiliaires avoir et être et les verbes au futur.	-	-	-	-	-	-	±	+	+
17.	Commence à utiliser les prépositions (dans, sur, sous, en avant, etc.).	-	-	-	-	-	-	±	±	+
18.	Utilise des nouveaux mots interrogatifs (quel, quand, comment, pourquoi).	-	-	-	-	-	-	±	+	+
19.	Utilise la coordination : «J'ai mangé du gâteau et des biscuits.»	-	-	-	-	-	-	±	+	+
20.	Emploie les phrases complexes : «Mathieu n'est pas gentil parce qu'il m'a donné un coup.»	-	-	-	-	-	-	±	+	+

À partir du tableau des pages précédentes, vous pouvez choisir des objectifs de langage. Par exemple, un type de mot ou une structure de phrase que votre enfant a de la difficulté à utiliser. Le fait de choisir des objectifs précis vous aidera à concentrer vos efforts sur un élément de la phrase.

Voici quelques suggestions d'objectifs de langage pour les phrases :

Employer une phrase simple complète	Sujet - verbe - complément (ex. : La fille mange un biscuit.)
Utiliser les conjugaisons des verbes	Présent (ex. : je mange) Passé composé (ex. : j'ai mangé) Futur (ex. : je vais manger)
Maîtriser les accords	Masculin/féminin (ex. : le garçon/la fille) Singulier/pluriel (ex. : la pomme/les pommes)
Employer les mots de relation	Articles (ex. : le, la, les, un, une, des) Prépositions (ex. : à, de, pour) Conjonctions (ex. : et, puis) Adjectifs possessifs (ex. : mon, ma, ton, ta, son, sa) Pronoms personnels (ex. : je, tu, il, elle) Pronoms interrogatifs (ex. : où ? qui ? qu'est-ce qui ?) Auxiliaires (ex. : il est tombé, j'ai fini)
Utiliser les phrases complexes	Qui, que (ex: C'est moi qui le prends.) Parce que (ex: Il est pas gentil parce qu'il m'a fait mal.)

Choisissez deux objectifs que vous pourriez tenter d'atteindre à la maison avec votre enfant pour le stimuler et l'amener à mieux produire les phrases.

1. ______________________________

2. ______________________________

Ex. : 1. Le pronom «je».
2. Les accords au féminin : la pomme, la fille, etc.

b. En reformulant les phrases de votre enfant

La reformulation est un moyen très utile de suivre votre enfant dans la conversation.

De plus, en reformulant ce qu'il vient de dire, vous aidez votre enfant à améliorer ses phrases, car vous lui donnez des modèles de phrases complètes.

Ex.: Alexis: «Tombé bonhomme.»
Maman: «Le bonhomme est tombé.»

Alexis: «Bobo tête.»
Maman: «Il a mal à la tête.»

c. En ajoutant de l'information

Lorsque votre enfant dit une phrase, il est possible de l'allonger en ajoutant de l'information, en la développant.

- En ajoutant des adjectifs:

  Ex.: Jocelyn dit: «Je veux l'auto.»
  Papa répond: «Tu veux la <u>petite</u> auto.»

- En ajoutant de l'information sur le lieu:

  Ex.: Félix dit: «Le livre est tombé.»
  Maman répond: «Le livre est tombé <u>sous la table</u>.»

- En ajoutant des parties de phrases:

  Ex.: Antoine dit: «Mon amie est partie.»
  Papa répond: «Ton amie est partie <u>parce que sa maman l'a appelée.</u>»

- En ajoutant des adverbes:

  Ex.: Amélie dit: «La souris court, maman.»
  Maman répond: «La souris court <u>vite</u>.»

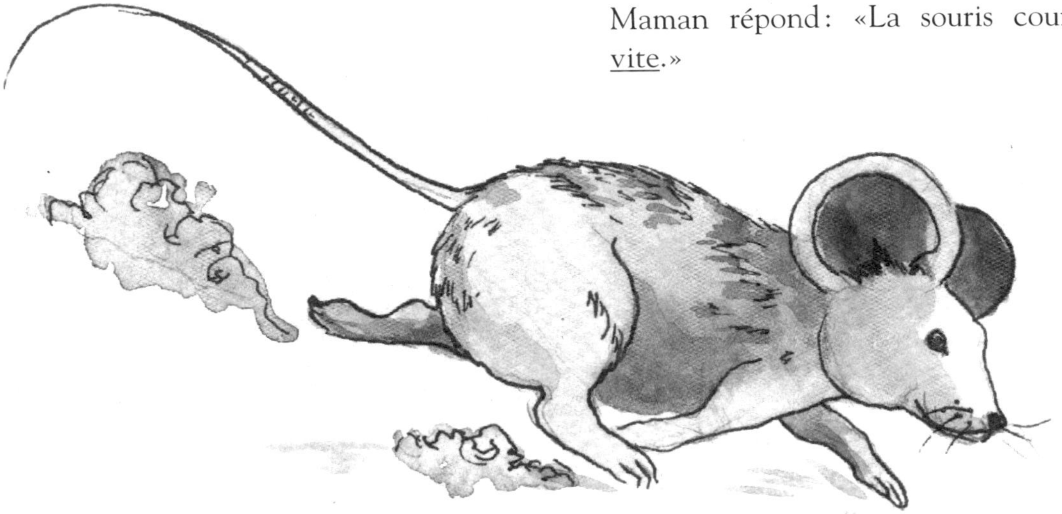

D. En posant des questions

Selon le type de questions que vous utilisez, vous pouvez obtenir une réponse plus ou moins longue de la part de votre enfant et ainsi viser à ce qu'il prononce un mot correctement ou encore qu'il formule une phrase plus complète.

Les questions FERMÉES amènent une réponse limitée à un mot, un oui ou un non.

Ex. : «Est-ce que tu veux jouer avec moi ?»

Les questions OUVERTES amènent des réponses plus longues et favorisent donc les échanges et l'allongement des phrases.

Ex. : «Qu'est-ce qui se passe ?»

Curieusement, il arrive que les adultes se transforment quand ils veulent stimuler l'élaboration de phrases. Ils ressemblent au monstre **C'est-quoi-ça ?** qui utilise uniquement cette question lorsqu'il s'adresse aux enfants.

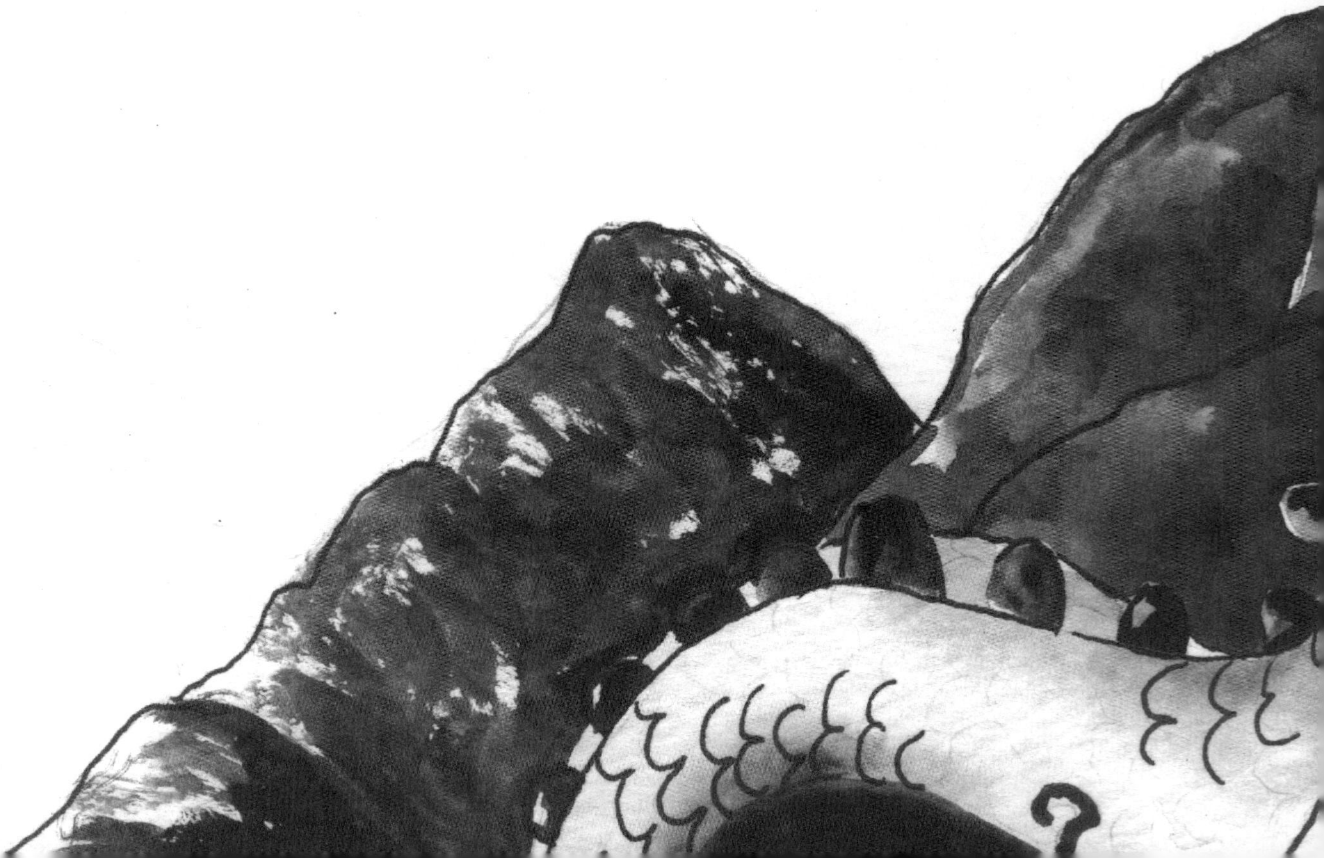

ATTENTION AU MONSTRE C'EST-QUOI-ÇA ?

La question «C'est quoi ça ?» est une question fermée. Ce type de question amène l'enfant à nommer les objets qu'on lui présente plutôt qu'à faire des phrases complètes. De plus, en posant cette question, on suit rarement l'intérêt de l'enfant.

Il peut être tentant d'utiliser la question «C'est quoi ça ?» ou «Qu'est-ce que c'est ?» lorsque l'on parle avec un enfant qui s'exprime peu.

Assurez-vous plutôt, lorsque votre enfant est capable de vous répondre, d'utiliser des questions ouvertes telles que :

- «Où est... ?»
- «Avec qui ? Avec quoi ?»
- «Que fait... ?»
- «Et ensuite ? Et après ?»
- «Qu'est-ce qui se passe ?»
- «Qu'est-ce qui arrive ?»

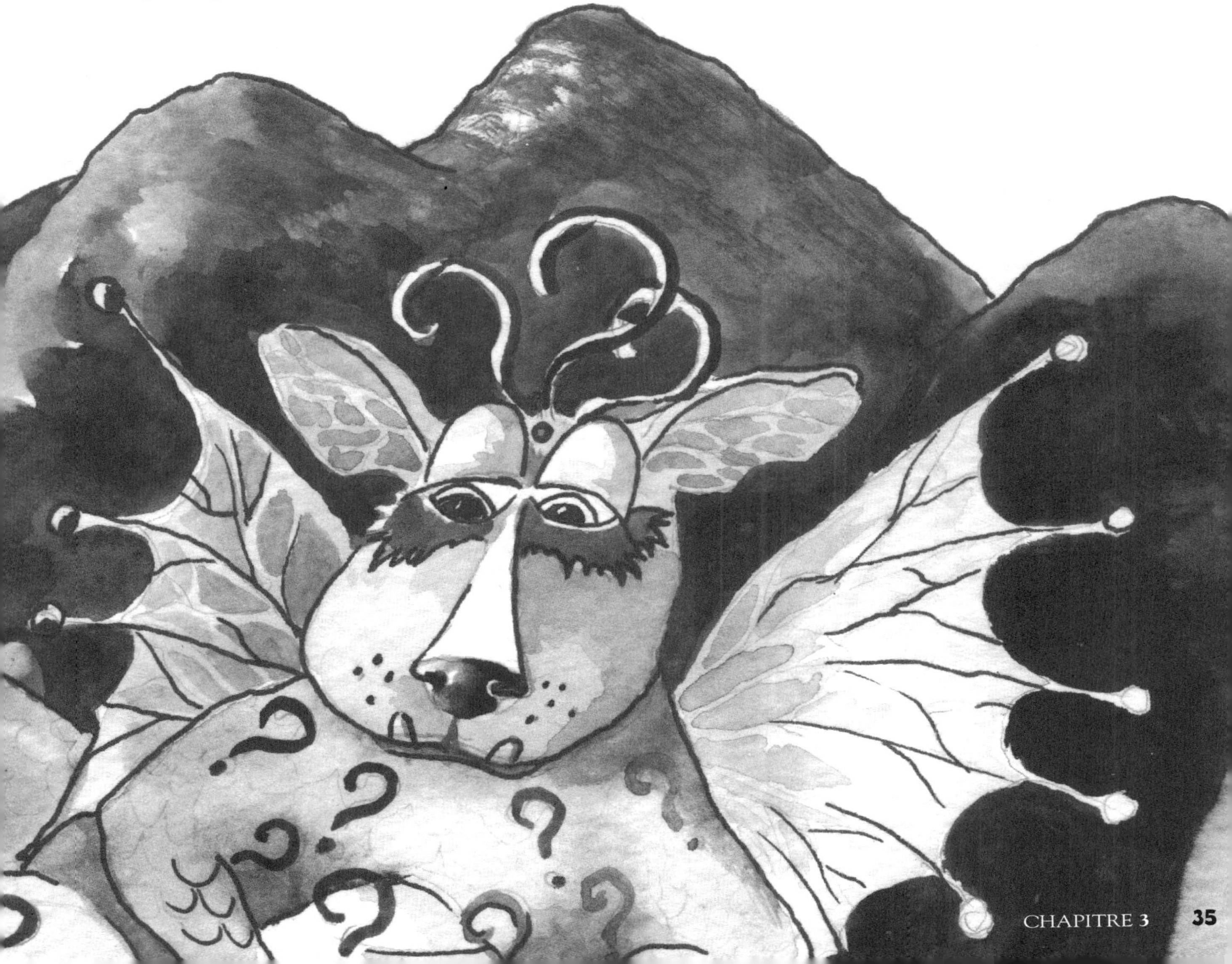

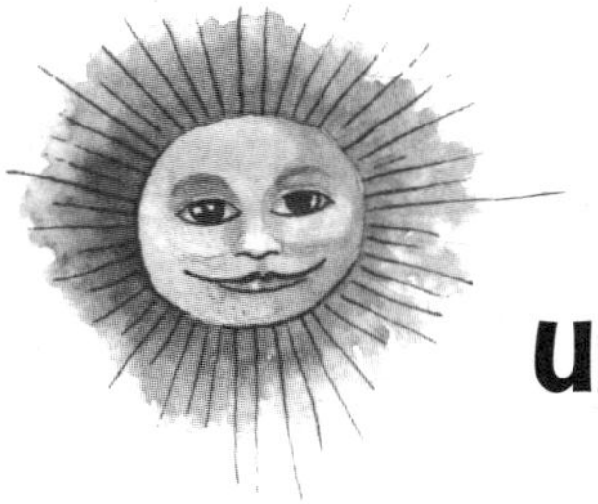

Un peu de pratique

Dans le petit exercice suivant, nous vous demandons de cocher les questions ouvertes et les questions fermées.

	Question fermée	Question ouverte
Veux-tu une pomme ?	☐	☐
Où est Mathieu ?	☐	☐
Et ensuite ?	☐	☐
C'est quelle couleur ?	☐	☐
Qu'est-ce qui arrive au lapin ?	☐	☐
C'est quoi ça ?	☐	☐
Comment ça fonctionne ?	☐	☐
C'est bon ?	☐	☐
Pourquoi Julie est-elle partie ?	☐	☐
On y va ?	☐	☐

Voici un deuxième exercice concernant le développement des phrases.

Vous devez replacer en ordre, de la plus facile à la plus difficile, les cinq phrases suivantes :

VEUX JEUX.

PAPA EST PARTI TRAVAILLER.

ON A DANSÉ CHEZ NICOLE PUIS ON A REGARDÉ UN VIDÉO.

EST PAS BON ÇA.

TANTÔT ON S'EN VA MANGER CHEZ GRAND-MAMAN.

VOS RÉPONSES
1.
2.
3.
4.
5.

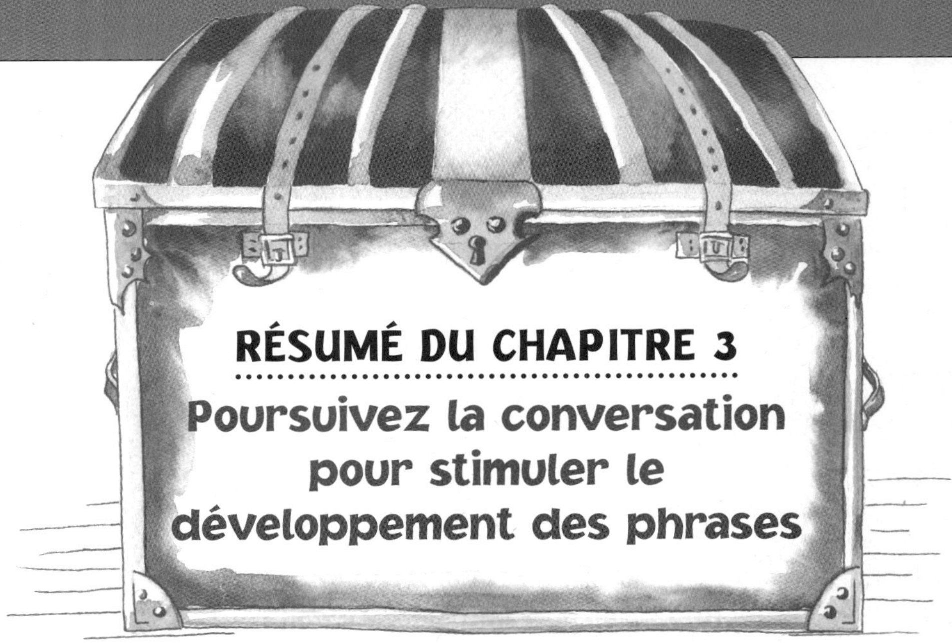

RÉSUMÉ DU CHAPITRE 3

Poursuivez la conversation pour stimuler le développement des phrases

Vous avez visité l'île des Phrases et vous avez découvert plusieurs moyens d'aider votre petit pirate à développer ses phrases.

1. Parlez chacun à votre tour.
2. Adaptez votre langage.
3. Aidez votre enfant à faire des phrases complètes :

- en vous familiarisant avec les étapes de développement des phrases;
- en reformulant ses phrases;
- en ajoutant de l'information;
- en posant des questions.

ATTENTION AU PIÈGE DU MONSTRE **C'EST-QUOI-ÇA ?**

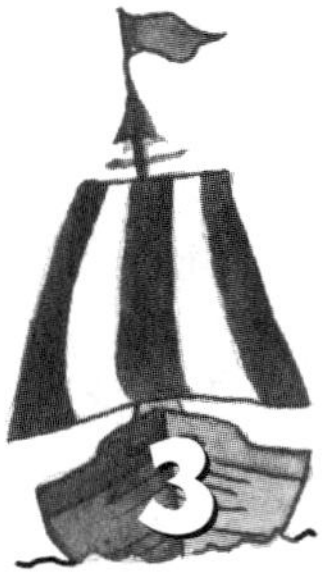

Pratiquons-nous à la maison

Pour réviser toutes les notions du chapitre 3, nous vous invitons à effectuer l'exercice suivant sur la stimulation des phrases.

Vous pouvez vous servir des deux objectifs de langage que vous avez choisis au début du chapitre.

Exemple :

Mon objectif de langage :

Phrase complète

Activité et phrase de mon enfant :

En regardant un livre :

«Regarde maman, la madame est tombée.»

Technique utilisée :

- ☐ Reformuler
- ☑ Ajouter de l'information
- ☐ Poser une question

Ma réponse :

«Oui, la sorcière est tombée dans la boue.»

Résultat :

Mon enfant a continué la conversation et a dit : «Oui, elle est toute sale !»

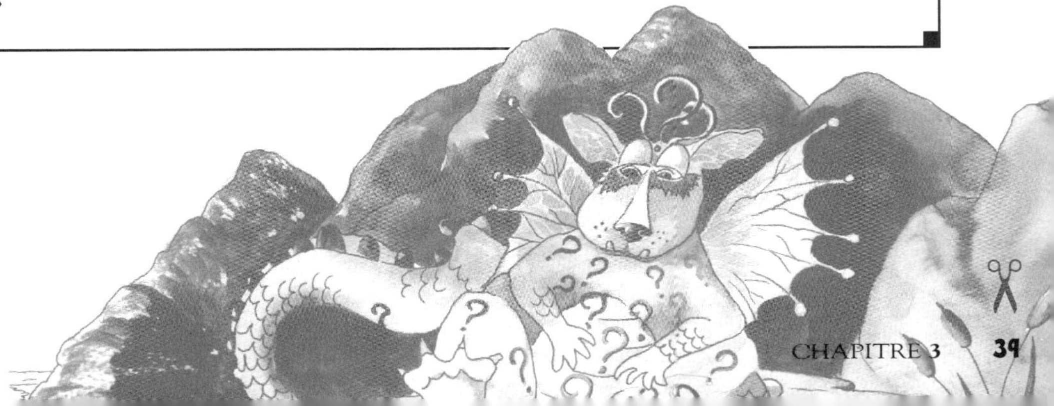

	Situation # 1	Situation # 2
Mon objectif de langage		
L'activité et la phrase de mon enfant		
La technique que j'ai utilisée	❑ Reformuler ❑ Ajouter de l'information ❑ Poser une question	❑ Reformuler ❑ Ajouter de l'information ❑ Poser une question
Ma réponse		
Résultat		

CHAPITRE 4

Aidez votre enfant à améliorer sa prononciation

Votre aventure vers l'île du Langage
se poursuit contre vents et marées !
Bravo ! vous avez réussi à accoster sur l'île des Phrases
et à éviter les pièges du monstre **C'est-quoi-ça ?**.
Vous vous dirigez maintenant vers l'île des Sons.

Cette île magique représente une étape importante de votre chasse au trésor. Le gentil **lutin du modèle verbal** vous y attend avec impatience. Il vous montrera comment aider votre enfant à prononcer des sons difficiles.

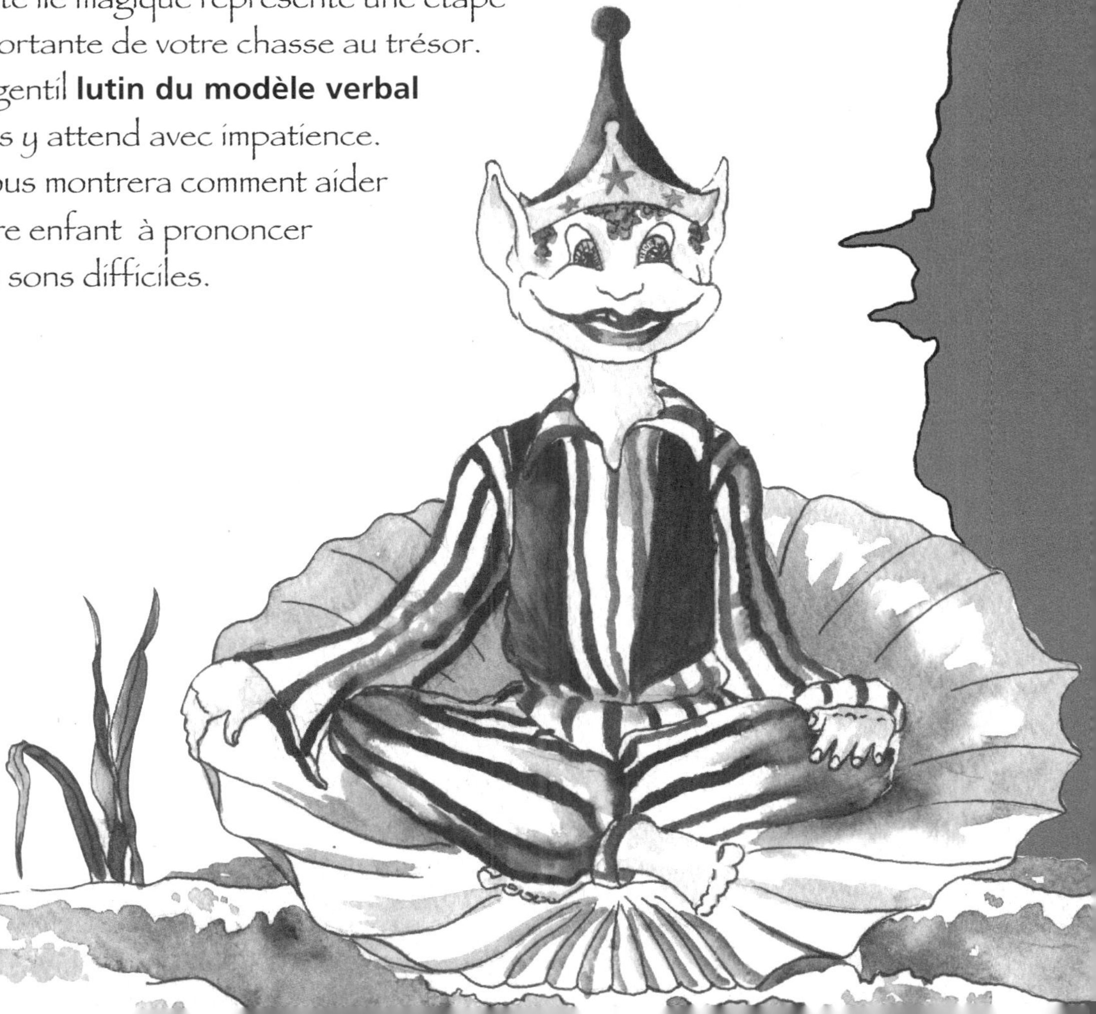

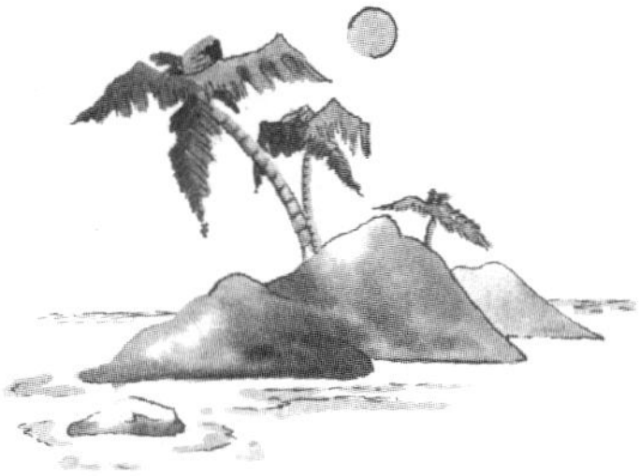

Un survol du chapitre

Vous aidez maintenant votre enfant à faire des phrases plus complètes et à poursuivre la conversation.

Trouvez 5 mots que votre enfant a de la difficulté à prononcer.

Inscrivez dans le tableau suivant les mots tels que votre enfant les a prononcés et le ou les sons qui sont difficiles pour lui.

MOT PRONONCÉ	SON DIFFICILE
Ex. : «caté» (cassé)	son s
1.	
2.	
3.	
4.	
5.	

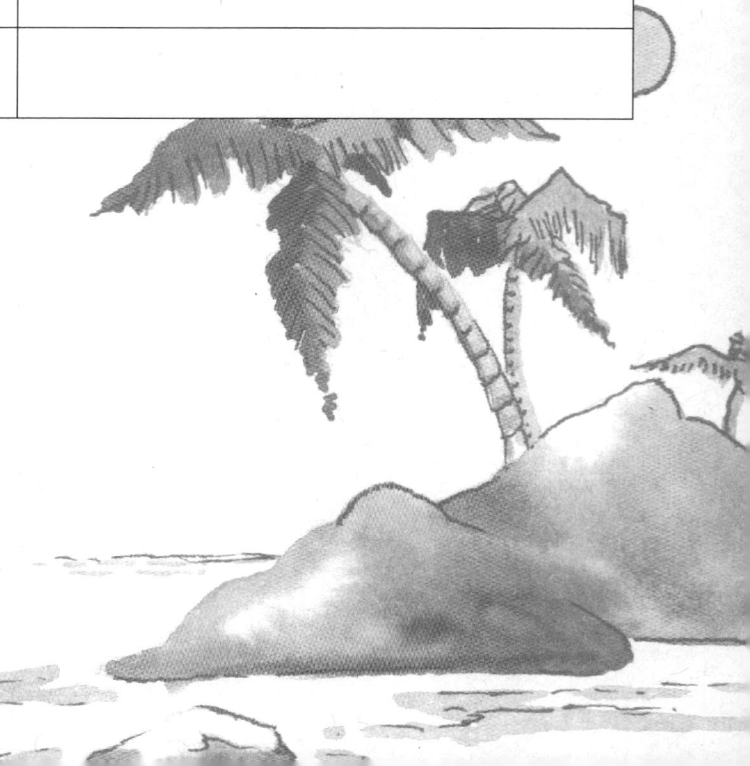

Dans ce chapitre, vous trouverez des moyens pour que votre enfant prononce mieux les sons.

Vous apprendrez à :

- choisir un objectif réalisable, en tenant compte du développement des sons;
- utiliser le modèle verbal.

Étape par étape

1. Fixez-vous un objectif réalisable en tenant compte du développement des sons

Lorsque votre enfant développe son langage, il apprend à prononcer les sons de façon graduelle. En effet, certains sons sont beaucoup plus difficiles à produire que d'autres.

Pour vous fixer des objectifs réalisables, il est donc important de tenir compte du développement des sons.

Le tableau qui suit vous indique les âges où les sons sont habituellement utilisés par les enfants.

Développement des sons

LANGAGE Développement des sons		ÂGE (Les âges sont approximatifs; il n'y a pas lieu de s'alarmer si votre enfant accuse un retard de quelques mois...)								
		0 - 6 mois	6 - 12 mois	12 - 18 mois	18 - 24 mois	24 - 32 mois	32 - 36 mois	36 - 42 mois	42 - 48 mois	48 - 60 mois
1.	Gazouille, il émet surtout des voyelles.	+								
2.	Commence à babiller, il produit des syllabes formées de consonnes et de voyelles : da, ma.	±	+							
3.	Imite, répète des sons ou des syllabes : tata, maman.	-	+							
4.	Produits des mots qui contiennent les voyelles : i, a, ou.	-	-	+						
5.	Produit des mots qui contiennent : p, b, m, t, d, n.	-	-	+						
6.	Produit les sons : k, g.	-	-	-	-	±	+			
7.	Produit le son : l.	-	-	-	-	±	+			
8.	Produit les sons : f, v.	-	-	-	-	±	+			
9.	Produit les sons : s, z.	-	-	-	-	±	+			
10.	Produit le son : r.	-	-	-	-	-	-	±	+	
11.	Produit les sons : ch, j.	-	-	-	-	-	-	±	±	+
12.	Produit les consonnes doubles (br, tr, bl, fl) et les voyelles doubles comme dans : mien, pied, toi, huit (ien, ié, oi, ui).	-	-	-	-	-	-	±	±	+

Prononciation des sons

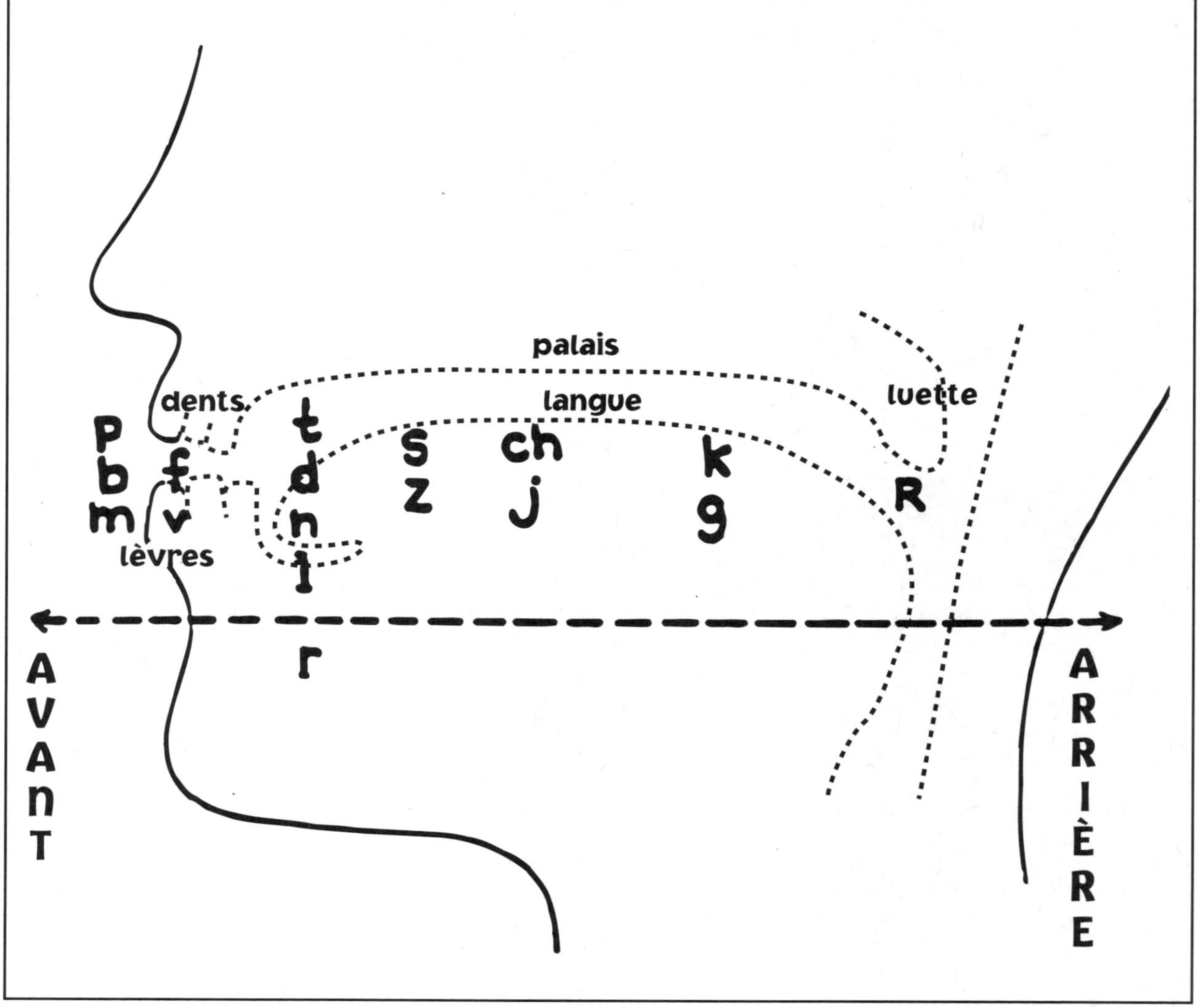

La prononciation des sons se fait avec les différentes parties de la bouche. L'illustration ci-dessus vous montre ces parties. De l'avant à l'arrière, il y a les lèvres, les dents, le bout de la langue, le palais, le dos de la langue et la luette.

Tous les sons ne sont pas prononcés au même endroit dans la bouche. Parfois, seules les lèvres bougent (comme pour le «p» ou le «b»); en avant la langue frappe les dents (comme pour le «t» ou le «d») ou, en arrière, elle touche le palais (comme pour le «k» ou le «g»).

En regardant le tableau du développement des sons, vous remarquerez que les sons prononcés en avant de la bouche sont plus faciles que ceux prononcés en arrière de la bouche.

Les différences entre les sons dépendent aussi de la façon dont ils sont prononcés.

- Certains sons sont «courts».
  Ex. : p, b, t, d, k, g.
- Certains sons sont «longs», et on peut les allonger en soufflant.
  Ex. : f, v, s, z, ch, j.

Vous remarquerez également que les sons «courts» sont plus faciles à prononcer que les sons «longs».

Si votre enfant a de la difficulté avec certains sons, il est fort probable qu'il simplifie les mots. Il peut :

a) enlever une partie du mot;

b) changer un son à l'intérieur du mot.

a) Enlever une partie du mot

Lorsqu'un mot est trop difficile à prononcer, votre enfant peut enlever un ou plusieurs sons dans le mot, afin de le rendre plus facile à prononcer.

- Il peut enlever une ou deux syllabes dans le mot.
  Ex. : Au lieu de dire «auto», il dit «to».
  Au lieu de dire «pantalon», il dit «panlon».
  Au lieu de dire «autobus», il dit «obus».
- Il peut enlever une consonne à la fin ou au début du mot.
  Ex. : Au lieu de dire «soupe», il dit «sou».
  Au lieu de dire «lapin», il dit «apin».
- Il peut enlever une consonne, lorsqu'il y a deux consonnes qui se suivent.
  Ex. : Au lieu de dire «train», il dit «tain».
  Au lieu de dire «docteur», il dit «doteur».

b) Changer un son à l'intérieur du mot

De la même façon, lorsqu'un mot est trop difficile à prononcer, votre enfant peut remplacer un son par un autre.

- Il peut remplacer un son difficile par un autre, plus facile à prononcer.
  Ex. : Au lieu de dire «soupe», il dit «toupe».
  Au lieu de dire «fille», il dit «pille».
  Au lieu de dire «cadeau», il dit «tadeau».
- Il peut remplacer un son par un autre, qui est déjà dans le mot.
  Ex. : Au lieu de dire «pantalon», il dit «panpalon».
  Au lieu de dire «lavabo», il dit «lababo».

Maintenant que vous connaissez les étapes de développement des sons, choisissez deux sons à travailler avec votre enfant.

Pour vous aider, consultez le survol de ce chapitre.

1. ______________________________

2. ______________________________

2. Utilisez le modèle verbal

Vous venez de choisir deux sons à travailler avec votre enfant. Le modèle verbal est une technique utilisée pour aider votre enfant à améliorer sa prononciation. Cette technique comprend plusieurs étapes. Elles sont décrites dans le tableau qui suit :

LES ÉTAPES DU MODÈLE VERBAL	
Le modèle verbal consiste à **redire de façon précise un son ou un mot avec lequel l'enfant a de la difficulté.**	
1.	Attendez que votre enfant commence la conversation.
2.	Montrez-lui que vous l'écoutez (ex. : arrêtez-vous, regardez-le, etc.).
3.	Cherchez à comprendre le message de votre enfant (par des questions ou à l'aide du contexte).
4.	Placez-vous à sa hauteur et regardez-le.
5.	Donnez un modèle approprié en insistant sur le son difficile à produire ou le mot difficile à prononcer pour votre enfant (ex. : en variant l'intonation, en prononçant le son plus fort, en allongeant le son (s s s soupe) ou en exagérant un peu le mouvement que vous faites en prononçant (fini).
6.	Attendez quelques instants pour que votre enfant ait le temps de répéter.
7.	Renforcez tout effort de la part de votre enfant.
8.	Redonnez le modèle (et poursuivez la conversation).

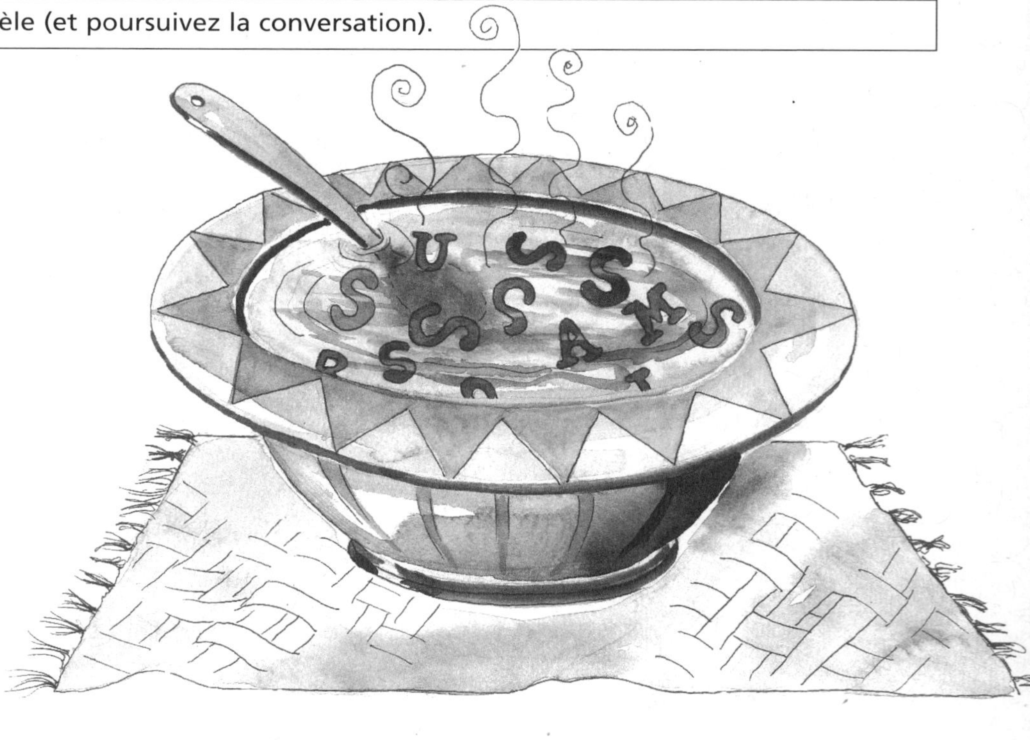

Pour attirer l'attention de votre enfant sur le modèle verbal, vous pouvez utiliser différents moyens :

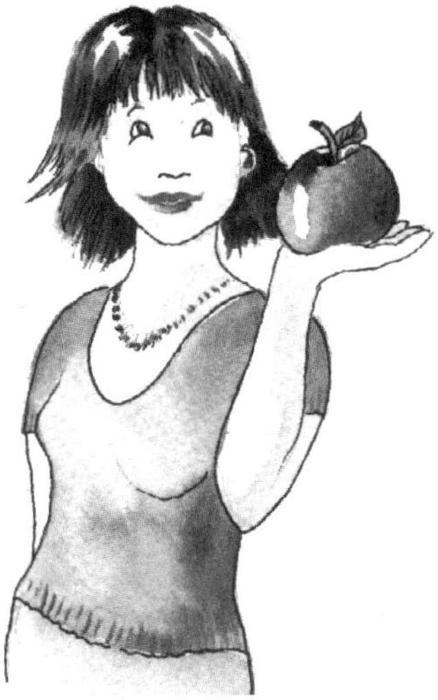

1. Mettez l'objet désiré près de votre visage (pomme, verre de jus, jouet).
2. Placez-vous à son niveau physique (à sa hauteur).
3. Claquez des doigts (pour attirer son regard).
4. Changez votre voix ou votre intonation.
5. Exagérez la prononciation du mot (allongez le son, répétez le début du mot).
6. Même la phrase : «Regarde-moi !» peut vous aider si vous voyez que votre enfant essaie de vous imiter.

Exemple :

- Votre enfant arrive en courant et vous demande : «Papa, je veux d'la domme !»
- Vous arrêtez votre activité et vous vous tournez vers votre enfant.
- Vous voyez la gomme à mâcher sur la table et vous comprenez que c'est ce qu'il désire.
- Vous vous penchez vers votre enfant et vous lui demandez de vous regarder.
- Vous dites : «la gomme» en insistant sur le «g».
- Vous attendez que votre enfant répète, s'il le désire : «Oui, de la gomme».
- Vous félicitez votre enfant : «Bravo ! tu l'as bien dit !»
- Vous répétez le modèle : «Tiens, voilà une gomme».

Si votre enfant essaie de répéter le mot mais n'arrive pas à se corriger, ce n'est pas grave !

L'important, c'est qu'il essaie. Il est essentiel d'encourager ses efforts.

Vous pouvez le faire en lui disant : «Bravo ! tu as bien essayé !» et en redonnant le modèle une deuxième fois.

Il est possible que votre enfant n'essaie pas de répéter. Si cela arrive, ne vous découragez pas ! Redonnez le modèle et poursuivez le jeu, mais n'exigez pas qu'il répète. Vous aurez sûrement d'autres occasions de pratiquer ce son avec votre enfant.

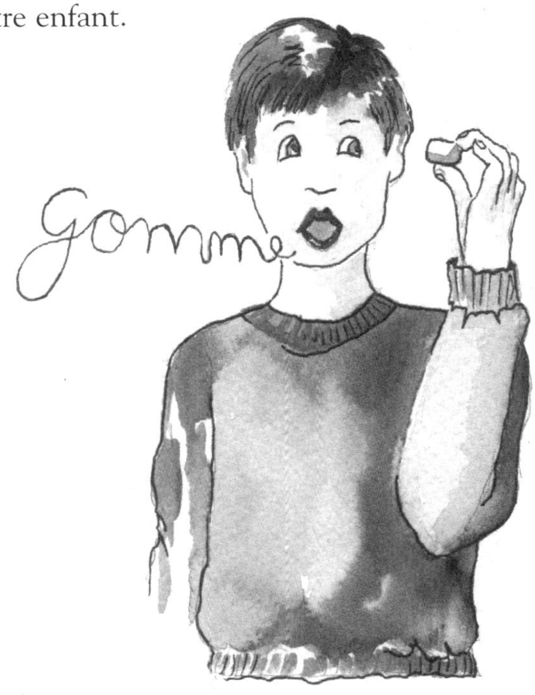

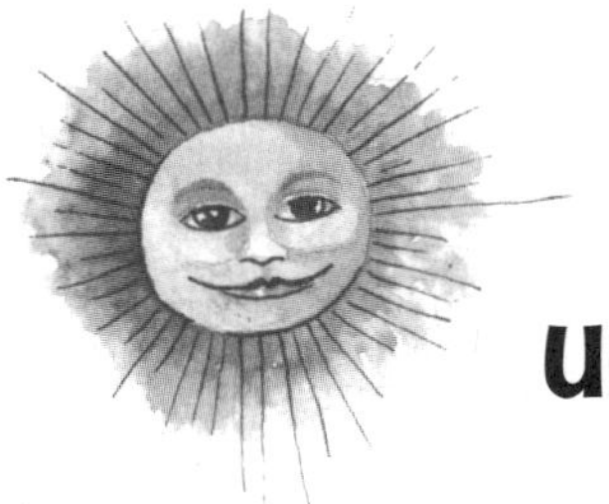

Un peu de pratique

Voici un exercice qui vous permettra de vous familiariser avec les différentes transformations de sons que votre enfant peut faire.

Après avoir lu les phrases suivantes, vous devez écrire si votre enfant a **enlevé** ou **changé** un son dans le mot.

1.	Situation :	Votre enfant échappe sa balle qui roule sur le plancher.	
	Votre enfant dit :	«Où est ma ba ?»	______
2.	Situation :	Toute la famille est à table.	
	Votre enfant dit :	«Je veux une chette.»	______
3.	Situation :	Votre enfant s'adresse à vous.	
	Votre enfant dit :	«Donne-moi de la domme.»	______
4.	Situation :	Votre enfant regarde un petit bébé.	
	Votre enfant dit :	«Le bébé peure.»	______
5.	Situation :	Votre enfant s'habille.	
	Votre enfant dit :	«Ah non ! mon tapeau est tombé.»	______
6.	Situation :	Vous êtes en auto avec votre enfant.	
	Votre enfant dit :	«On va au magayin.»	______

Voici le joyeux lutin des îles : il est à l'image du modèle verbal

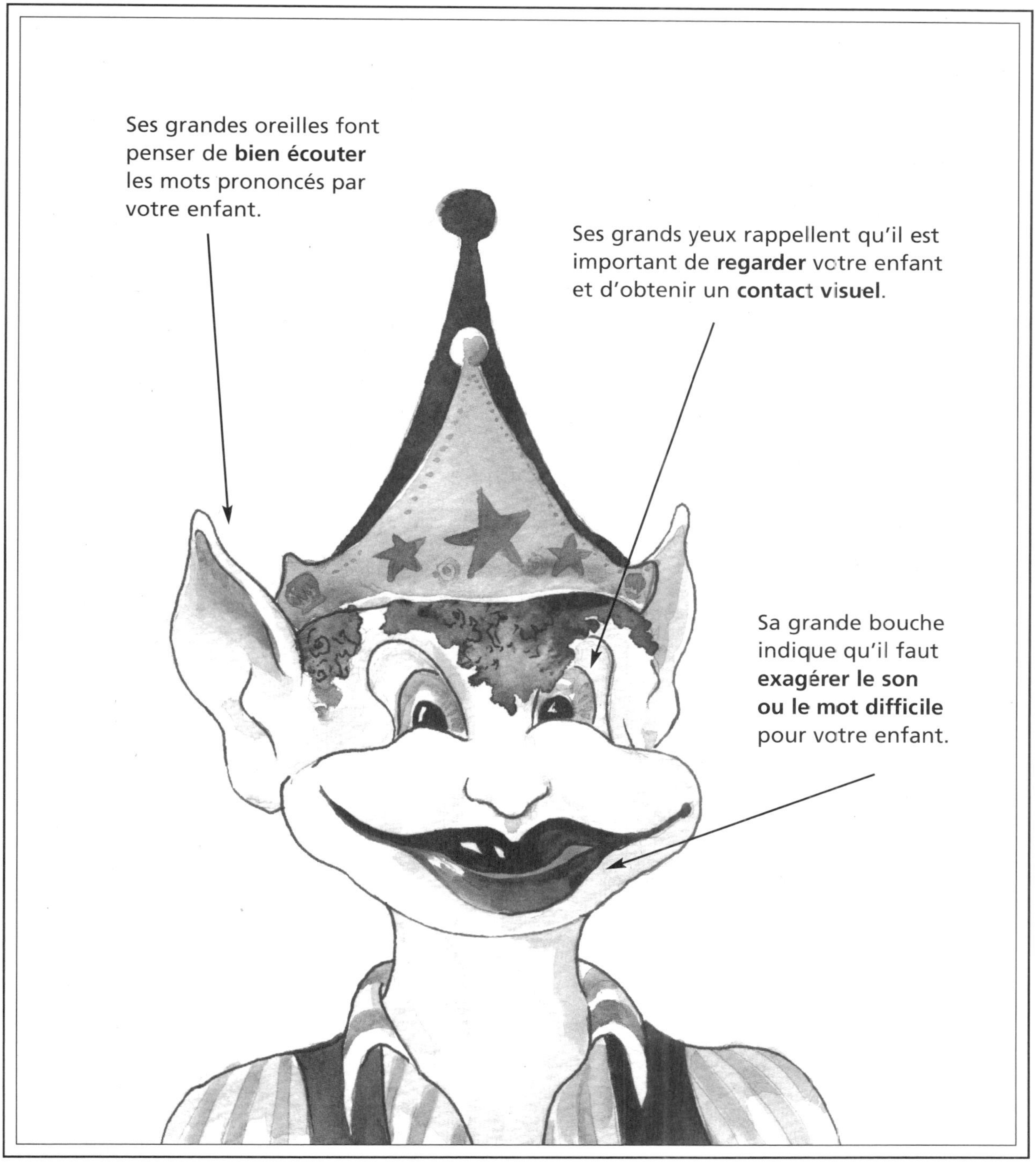

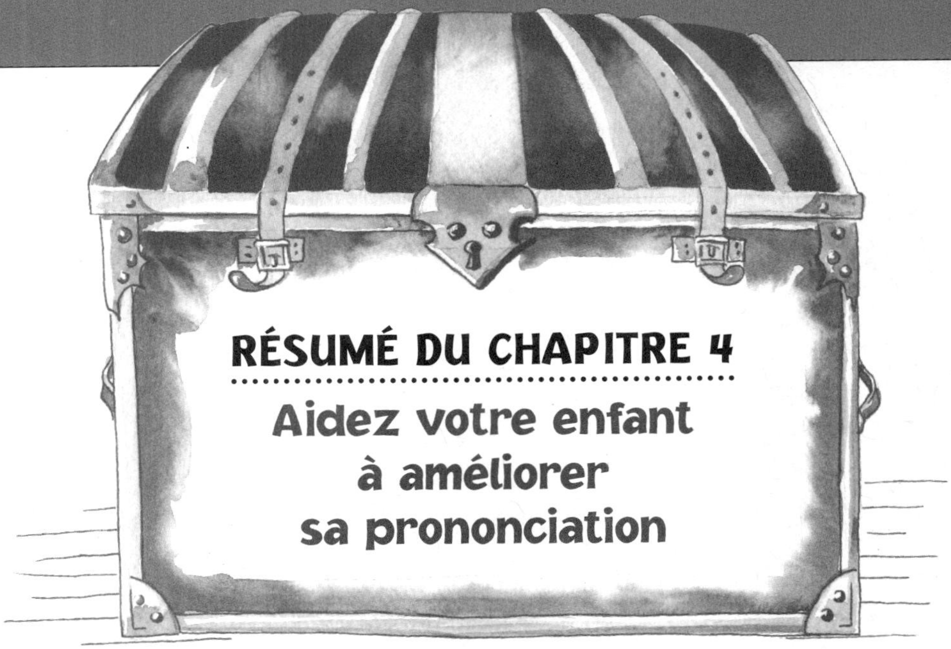

RÉSUMÉ DU CHAPITRE 4

Aidez votre enfant à améliorer sa prononciation

Vous avez visité l'île des Sons et vous avez rencontré le joyeux **lutin du modèle verbal**.

Vous savez maintenant comment aider votre petit pirate à bien prononcer les sons.

1 Fixez-vous un objectif réalisable en tenant compte du développement des sons.

2 Utilisez le modèle verbal, dont voici les étapes :

1. Attendez que votre enfant commence la conversation.
2. Montrez-lui que vous l'écoutez.
3. Cherchez à comprendre le message de votre enfant.
4. Placez-vous à sa hauteur et regardez-le.
5. Donnez un modèle approprié en insistant sur le son difficile à produire ou le mot difficile à prononcer.
6. Attendez quelques instants pour que votre enfant ait le temps de répéter.
7. Renforcez tout effort de la part de votre enfant.
8. Redonnez le modèle.

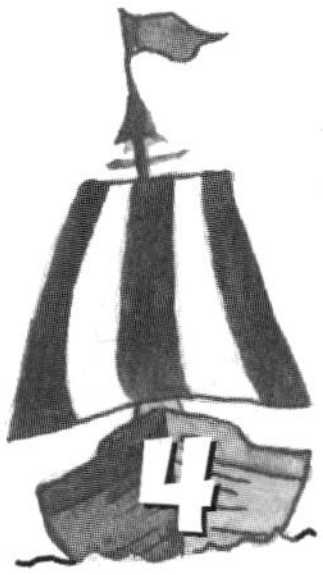

Pratiquons-nous à la maison

Cet exercice vous permettra de mettre en pratique le modèle verbal avec votre enfant.

Choisissez votre objectif réalisable de la semaine à l'aide des mots ou de sons difficiles à prononcer pour votre enfant.

MON OBJECTIF DE LANGAGE EST

Phrase ou mot de mon enfant	Mon modèle verbal	Réaction de mon enfant	Mon renforcement
Exemple : «Où est mon toulier ?»	«s s s soulier»	«toulier»	«Tu l'as presque : ton sssoulier» (en cherchant le soulier).
1.			
2.			
3.			
4.			
5.			
6.			
7.			
8.			
9.			
10.			

N'oubliez pas de redonner le modèle verbal même si votre enfant ne répète pas!!!

CHAPITRE 5

Aidez votre enfant en lui donnant des indices

Votre aventure se déroule bien. Après avoir préparé votre route, vous avez laissé le gouvernail à votre petit pirate afin de suivre ses intérêts. Vous avez ensuite visité l'île des Phrases, où vous avez maîtrisé l'art de poser des questions. Puis, vous avez accosté sur l'île des Sons. Vous avez rencontré le joyeux lutin des îles qui vous fait penser au modèle verbal.

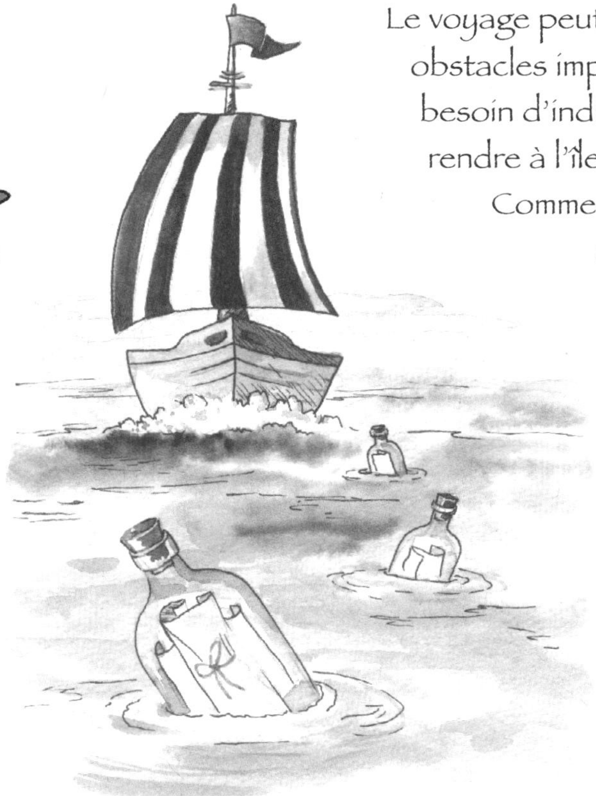

Le voyage peut toutefois comporter des obstacles imprévus. Votre petit pirate aura besoin d'indices supplémentaires pour se rendre à l'île du Langage.

Comme des bouteilles jetées à la mer, ces indices aideront votre enfant quand il essaiera de prononcer un son ou un mot difficile.

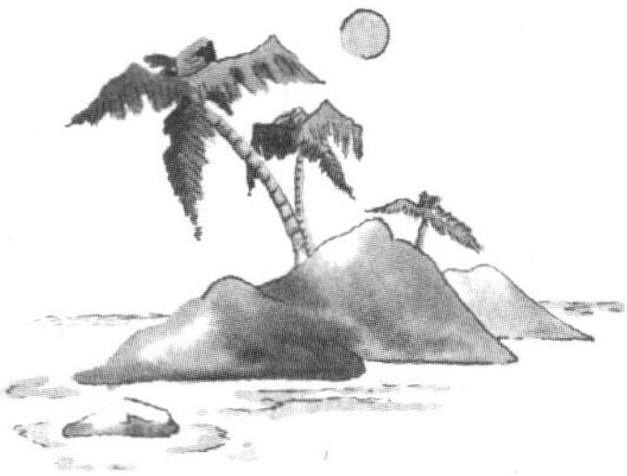

Un survol du chapitre

Dans le chapitre précédent, vous avez appris la technique du modèle verbal. C'est un des moyens d'aider votre enfant à prononcer un son difficile.

Récapitulons :

Mon objectif de langage réalisable était :

____

> **LES ÉTAPES DU MODÈLE VERBAL SONT :**
>
> - Attendre que l'enfant commence la conversation.
> - Lui montrer que vous l'écoutez.
> - Chercher à comprendre son message.
> - Vous placer à sa hauteur et le regarder.
> - Donner un modèle approprié en insistant sur le son ou le mot difficile à prononcer.
> - Attendre quelques instants pour que l'enfant répète.
> - Renforcer tout effort de la part de l'enfant.
> - Redonner le modèle.

Quels résultats avez-vous obtenus ?

☐ Mon enfant a essayé de répéter et il s'améliore.

☐ Il a regardé ma bouche mais n'a pas tenté de répéter.

☐ Il a détourné le regard, le contact visuel est difficile à obtenir.

☐ Il a tenté de répéter le mot mais ne s'est pas amélioré.

☐ Il a continué à parler sans essayer de répéter le mot.

☐ Autre :

____

____

Quels moyens pouvez-vous prendre pour l'intéresser davantage au modèle verbal ?

☐ Mettre l'objet près de votre visage ?

☐ Vous placer à sa hauteur ?

☐ Changer votre voix ou votre intonation ?

☐ Exagérer la prononciation du mot ?

☐ Autre :

____

____

Il existe également d'autres moyens d'aider votre enfant à dire un mot difficile, soit :

1. En donnant des indices

a) L'ébauche du mot
b) La phrase porteuse
c) La question à choix
d) La définition
e) L'erreur intentionnelle ou l'absurde
f) Le contraire
g) La question fermée

2. En associant le mot à une image ou à un geste

Étape par étape

1. Les indices

Pendant vos pratiques, il peut arriver que votre enfant ne répète pas toujours le mot quand vous utilisez le modèle verbal. Le mot à répéter est parfois trop difficile pour votre enfant.

Ex. : Votre enfant : «Je veux une atiette.»

Votre modèle : «Tu veux une assiette.»

Votre enfant : «Oui !»

Pour l'aider, vous pouvez alors lui donner des indices :

a) L'ébauche du mot

Il s'agit de commencer le mot et de laisser votre enfant terminer.

Ex. : Votre indice : «une a...»

La réponse de votre enfant : «ssiette»

b) La phrase porteuse

Il s'agit de commencer la phrase et d'attendre que votre enfant la termine en prononçant le mot.

Ex. : Votre indice : «Tu veux avoir une...»

La réponse de votre enfant : «assiette !»

c) La question à choix

Il s'agit de laisser votre enfant choisir entre deux réponses.

Ex. : Votre indice : «Tu veux un couteau ou une assiette...»

La réponse de votre enfant : «Une assiette !»

d) La définition

Il s'agit de donner des caractéristiques de l'objet, pour que votre enfant devine ce que c'est.

Ex. : Votre indice : «C'est rond, c'est plat, on met la nourriture dedans.»

La réponse de votre enfant : «Une assiette !»

e) L'erreur intentionnelle ou l'absurde

Il s'agit de vous tromper volontairement afin que votre enfant corrige votre erreur. De plus, vous pouvez dire quelque chose de complètement farfelu afin de faire réagir votre enfant.

Ex. : Votre indice : «Tu veux avoir un soulier !»

La réponse de votre enfant : «Mais non, une assiette !»

f) Le contraire

Il s'agit d'utiliser un contraste, une idée contraire.

Ex. : Votre indice : «Tu ne veux pas un bol, tu veux une...»

La réponse de votre enfant : «assiette».

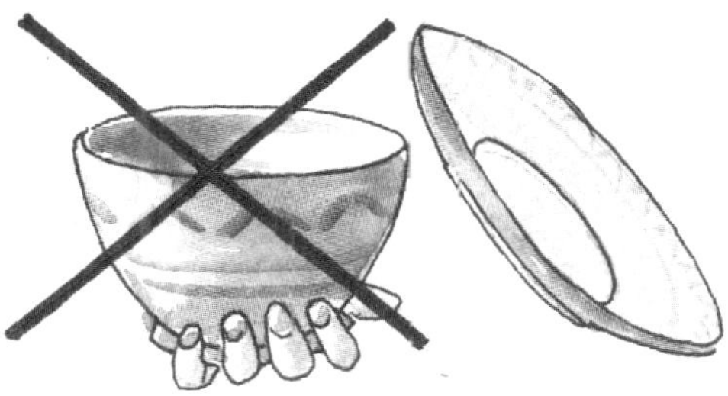

g) La question fermée

Il s'agit de poser une question à votre enfant pour l'amener à répondre par le mot souhaité.

Ex.: Votre indice: «Qu'est-ce que tu veux ?»

La réponse de votre enfant: «une assiette».

2. L'association du mot à une image ou à un geste

Comme vous voulez mettre toutes les chances du côté de votre enfant, il est important d'utiliser toutes les «portes d'entrée» possibles pour lui enseigner un son ou un mot.

Bien sûr, les oreilles sont la porte d'entrée par excellence pour la stimulation du langage. Mais les yeux peuvent également être très utiles !

Vous pouvez donc associer le son à travailler à une image qui servira d'aide-mémoire à votre enfant. Par exemple, en associant le son «s» au serpent, une image de serpent pourrait faire penser à votre enfant de bien prononcer le «s» dans certaines activités. De la même façon, on peut associer un mot abstrait comme le pronom «je» à une étoile rouge et se servir de cette image dans des jeux où vous voulez que votre enfant pratique l'utilisation du «je».

L'utilisation des gestes peut également être très utile dans l'apprentissage de sons ou de mots plus «coriaces».

Le son «s» peut être alors toujours prononcé avec un mouvement de la main qui imite le serpent. Le «je» peut être associé à un mouvement de la main vers soi. Après quelque temps, l'utilisation de ces gestes fera penser à votre enfant de bien prononcer les sons ou les mots plus difficiles.

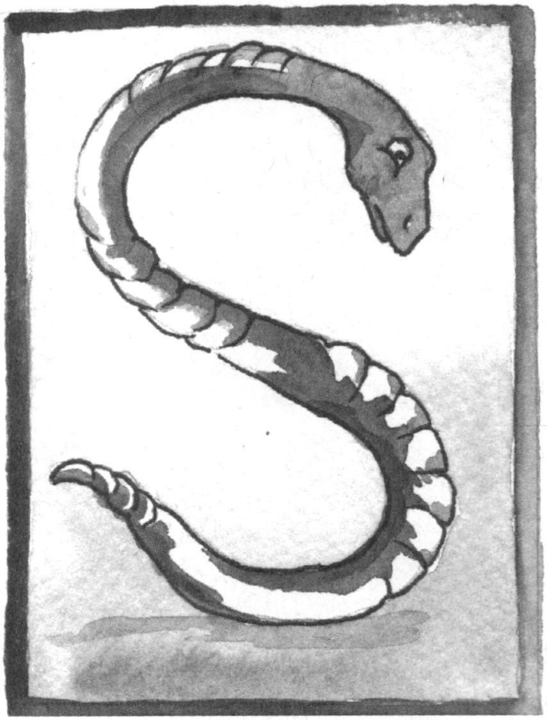

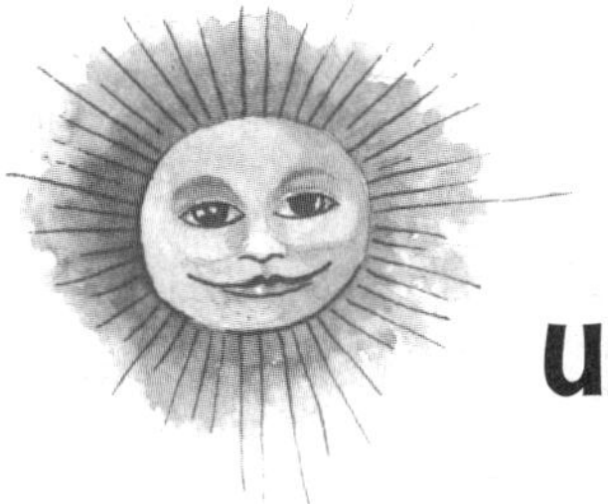

Un peu de pratique

Reliez chaque phrase à la bouteille correspondant à l'indice utilisé par le parent.

L'enfant dit : «J'ai mis mon pantayon bleu.»	
RÉPONSE DU PARENT	**INDICE**
1. «Tu as mis ton...»	A. question fermée
2. «Tu as mis ton chandail ou ton pantalon ?»	B. ébauche de mot
3. «Ton panta...»	C. phrase porteuse
4. «Tu as mis tes mitaines bleues.»	D. question à choix
5. «Qu'est-ce que tu as mis ?»	E. erreur intentionnelle

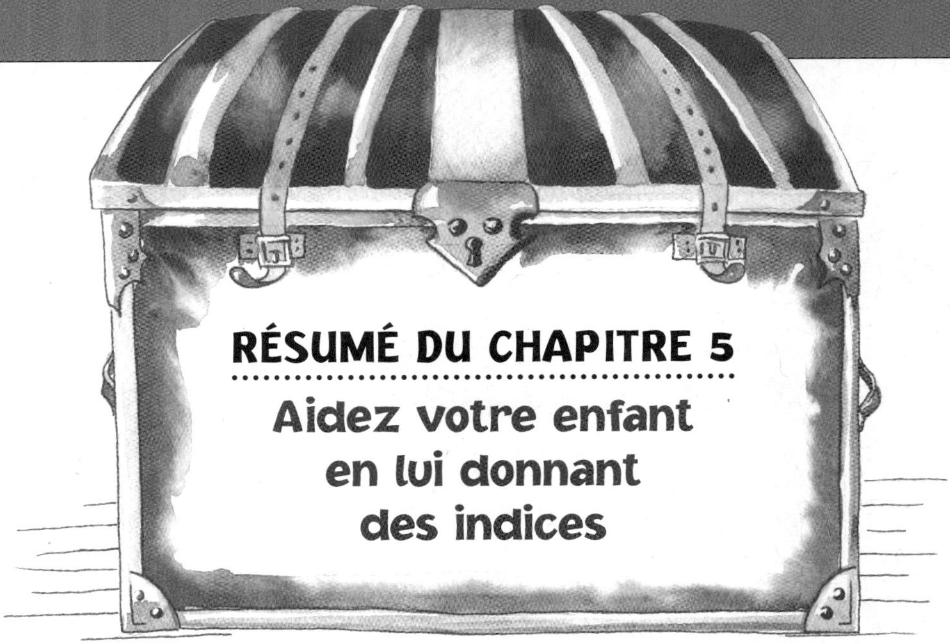

RÉSUMÉ DU CHAPITRE 5

Aidez votre enfant en lui donnant des indices

En naviguant contre vents et marées, vous avez trouvé de l'aide sur votre chemin. Comme des bouteilles lancées à la mer, des indices peuvent aider votre petit pirate à mieux prononcer les mots.

1 Donner des INDICES :

a) L'ébauche du mot

b) La phrase porteuse

c) La question à choix

d) La définition

e) L'erreur intentionnelle ou l'absurde

f) Le contraire

g) La question fermée

2 Associer le mot à une IMAGE ou à un GESTE.

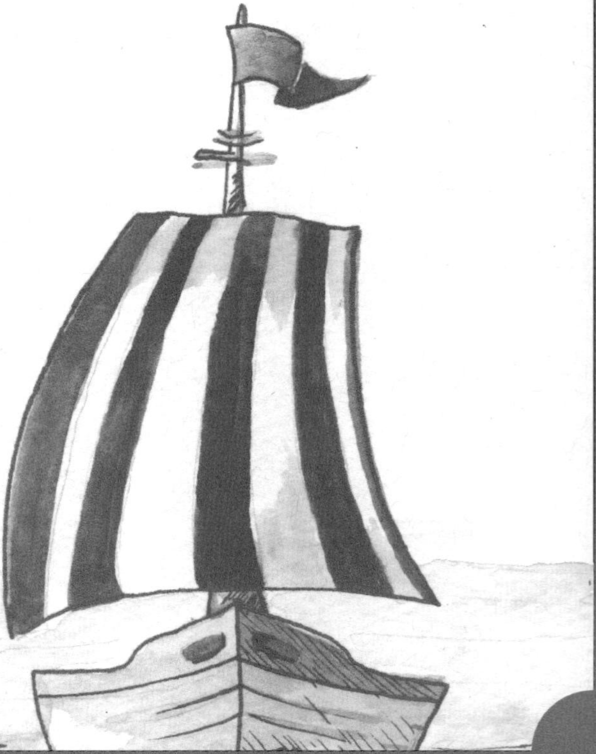

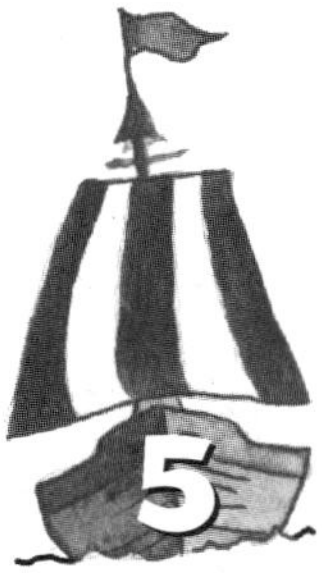

Pratiquons-nous à la maison

Afin de vous aider à utiliser les indices avec votre enfant, la grille suivante peut être remplie.

Commencez d'abord par vous fixer un objectif de langage réalisable (son ou mot que vous voulez que votre enfant améliore).

MON OBJECTIF DE LANGAGE EST					
Mon enfant a dit	**Mon modèle verbal**	**Réaction de mon enfant**	**Mon indice**	**Réaction de mon enfant**	**Mon renforcement**
Exemple: «J'ai fait une belle mayon.»	«une maison»	«Oui, elle est belle, hein ?»	«C'est une belle mai...»	«yon !»	«Tu as bien essayé, une maison. C'est bien essayé.»

Afin de bien maîtriser les différentes techniques, essayez un indice à chaque jour, vous découvrirez ainsi la technique qui vous convient le mieux et à laquelle votre enfant répond le plus.

N'oubliez pas de récompenser tous les efforts de votre enfant ! ! !

CHAPITRE 6

Stimulez le langage par les jeux et les bricolages

Bravo ! Vous avez surmonté tous les obstacles ! Après avoir observé votre carte, vous avez laissé votre petit pirate prendre le gouvernail. Vous avez ensuite visité l'île des Phrases où vous avez vaincu le monstre **C'est-quoi-ça ?** Vous avez visité l'île des Sons en vous faisant un allié de taille : le **lutin du modèle verbal**.

Tous les indices utilisés vous ont permis de trouver le trésor caché dans l'île du Langage !

En ouvrant le coffre, vous découvrirez une foule d'activités que vous pouvez faire avec votre enfant. Ces activités vous permettront de continuer d'aider votre enfant à améliorer son langage et à développer le plaisir de communiquer.

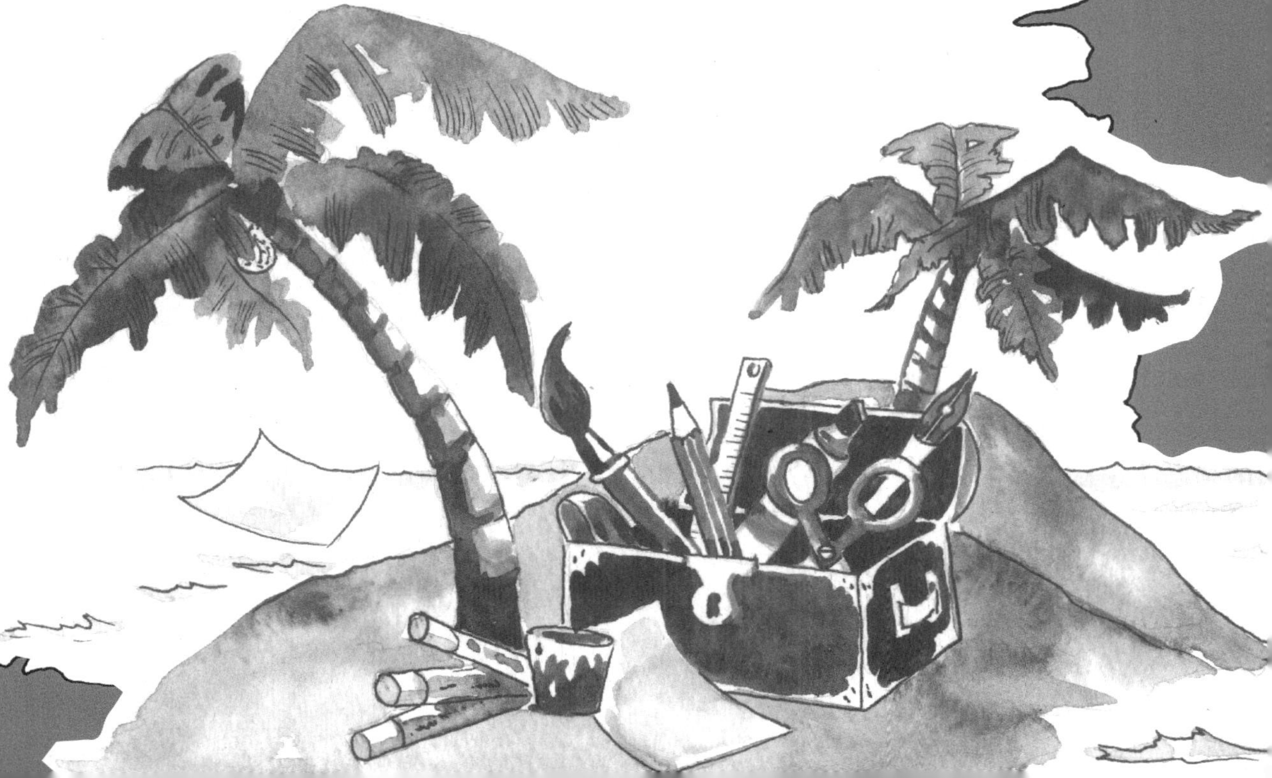

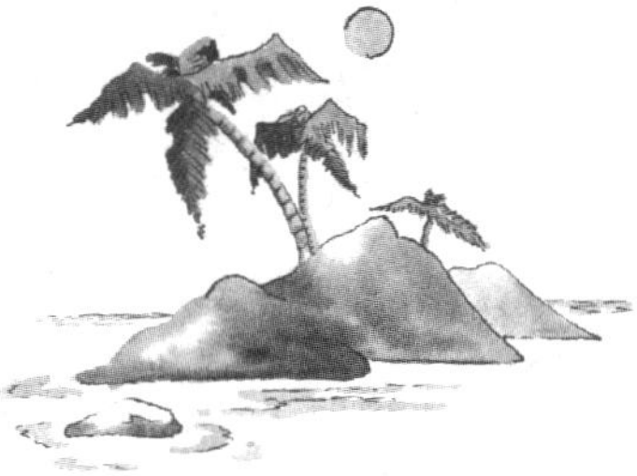

Un survol du chapitre

Avec des indices, vous avez découvert comment vous pouvez aider votre enfant à mieux prononcer les sons ou les mots difficiles.

Les principaux indices étaientž

a) L'ébauche du mot
(ex. : «C'est un pan...» (pour pantalon))

b) La phrase porteuse
(ex. : «C'est un...»)

c) La question à choix
(ex. : «C'est une jupe ou un pantalon ?»)

d) La définition
(ex. : «C'est un vêtement, c'est long...»)

e) L'erreur intentionnelle ou l'absurde
(ex. : «Ah ! La belle robe !» en désignant le pantalon.)

f) Le contraire
(ex. : «Ce n'est pas une robe, c'est un...»)

g) La question fermée
(ex. : «Qu'est-ce que c'est ?»)

Associer un geste ou une image à un mot peut aussi aider l'enfant à le retenir.

Ex. : associer le «Z» au bruit de l'abeille, le «S» au serpent.

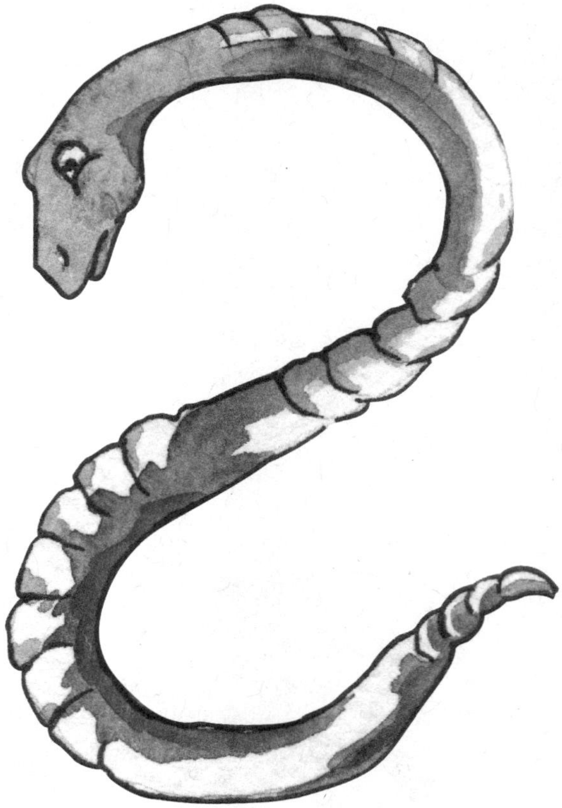

Vous connaissez maintenant plusieurs moyens de stimuler le langage de votre enfant : l'observation de la communication, le fait de suivre votre enfant dans le jeu, de poursuivre la conversation pour stimuler le développement des phrases et d'aider votre enfant à améliorer sa prononciation des sons.

Vous pouvez utiliser ces différents moyens en jouant avec votre enfant et en faisant des activités de bricolage. Tout en s'amusant, il enrichira son vocabulaire et apprendra à produire de nouveaux sons. En parlant avec vous au cours de ses jeux et de ses bricolages, il pratiquera ses phrases.

Ce chapitre comprend deux parties :

1. **LES JEUX**
2. **LES BRICOLAGES**

Divers objectifs d'apprentissage du langage peuvent être visés à travers les jeux et les bricolages que nous vous proposons dans le présent chapitre. Pour chacune des activités, le matériel requis, le déroulement et les objectifs de langage visés vous seront précisés.

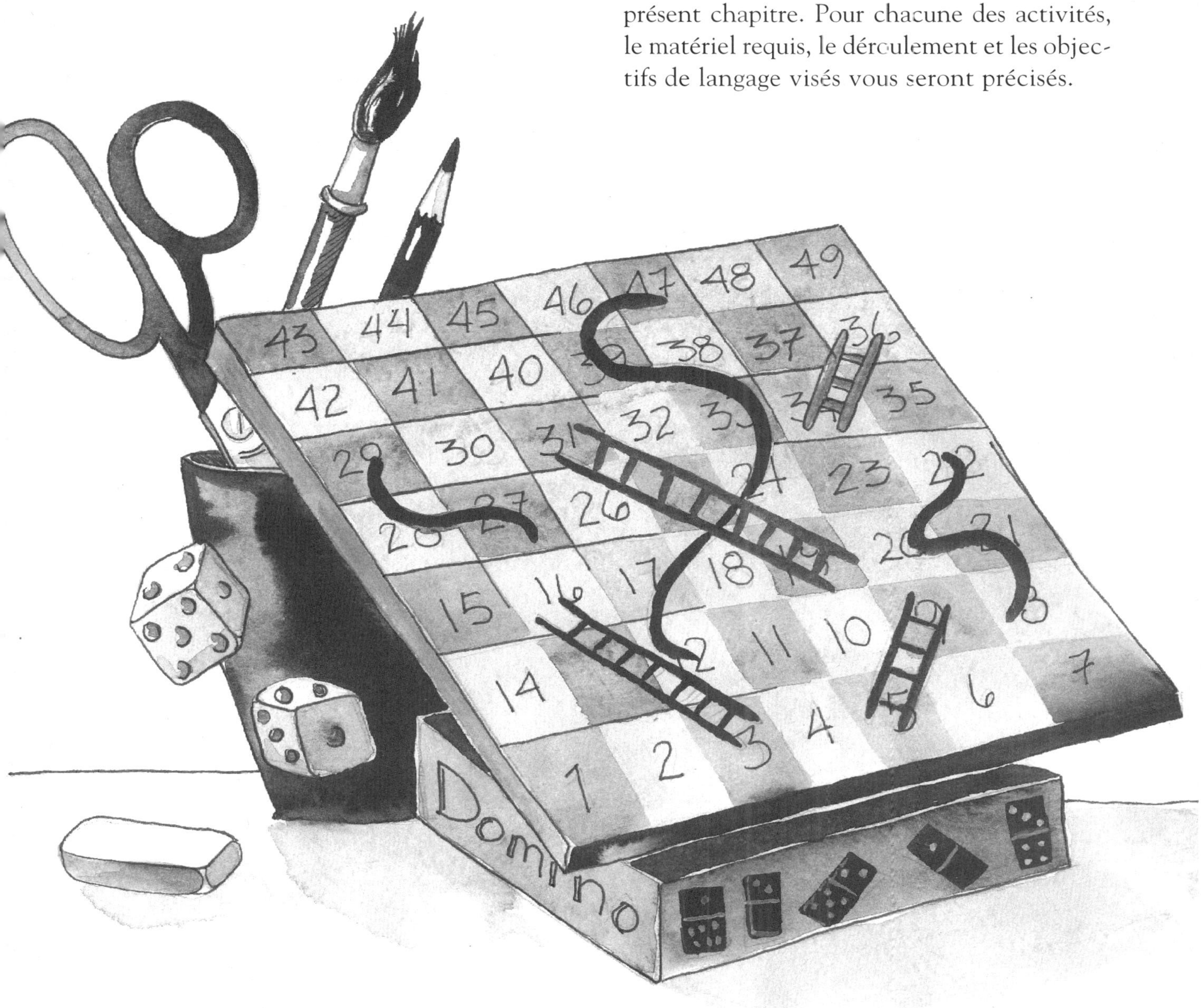

Étape par étape

LES JEUX

Les jeux permettent à votre enfant :

- de s'amuser;
- de découvrir ses capacités;
- d'apprendre à socialiser;
- de développer son attention et sa concentration;
- de développer son langage en atteignant des objectifs d'apprentissage de sons et de phrases.

Pour une meilleure utilisation des jeux avec votre enfant :

- Assurez-vous de choisir une activité qui l'intéressera.
- Profitez des moments d'activités pour stimuler le langage de votre enfant et lui demander de faire un son ou de dire des mots. Par exemple, lors d'un jeu de mémoire, on peut lui demander de dire une phrase type : «Je vois un...» Dans un jeu de société, on peut lui demander de faire un son pendant que l'on brasse les dés. Cependant, ces exigences ne doivent pas être un obstacle au plaisir. Le jeu doit demeurer une activité plaisante, c'est là qu'il est le plus efficace.
- Invitez les autres membres de la famille à participer à un jeu. Cela peut encourager votre enfant et l'amener à produire plus facilement les sons et les mots difficiles pour lui.
- Ne disposez que le matériel nécessaire à l'activité choisie. Cela permettra à votre enfant d'être plus attentif au jeu. De plus, le fait de réaliser l'activité dans un endroit calme peut aider votre enfant à se concentrer.
- Préparez le matériel à l'avance, l'activité se déroulera alors facilement et sans interruption.

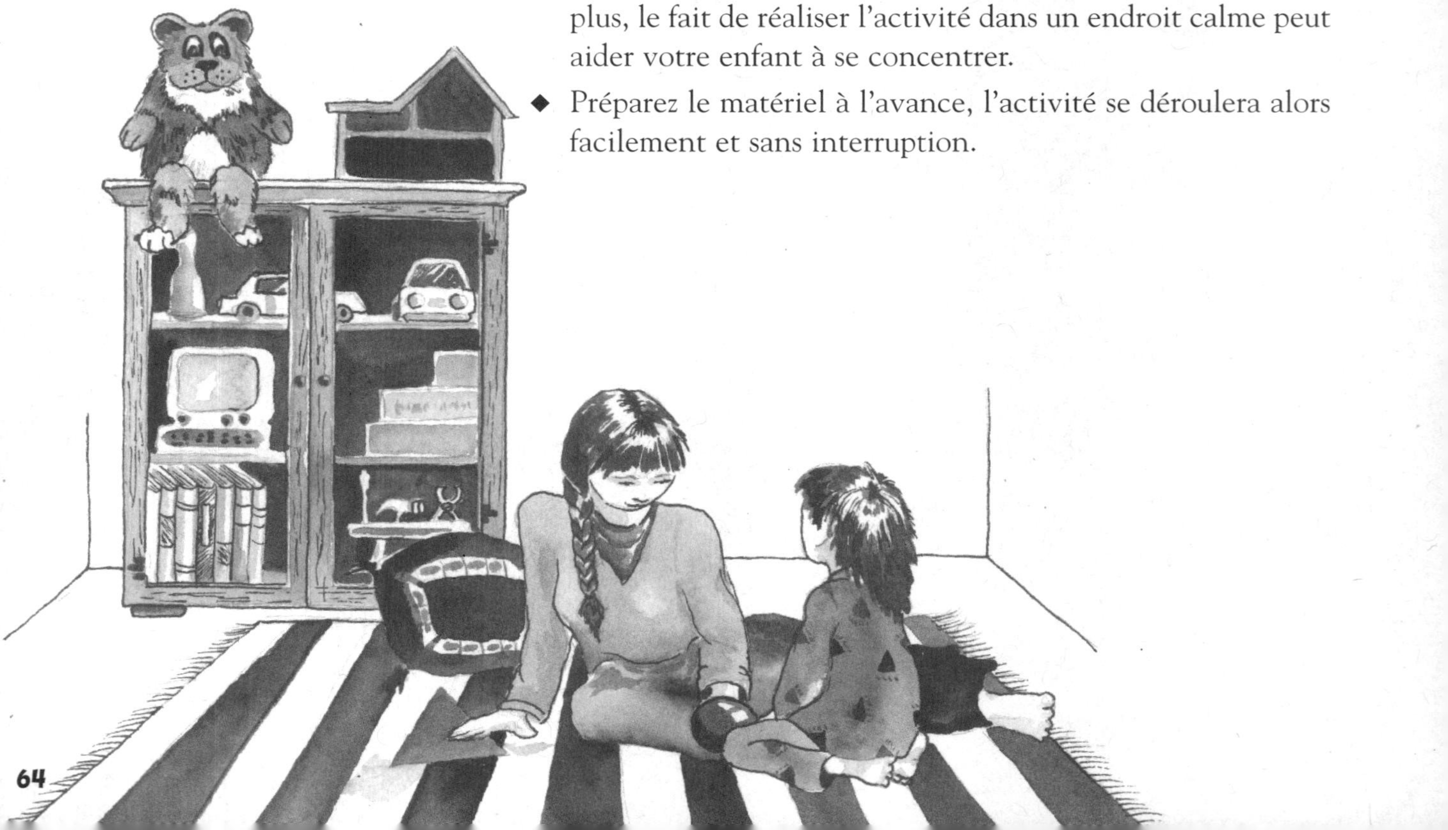

OBJECTIFS D'APPRENTISSAGE DU LANGAGE

	Activité proposée	Page
Sons cibles	Jeu de mémoire	67
	Jeu de détective	67
	Jeu de l'épicerie	68
	Jeux de société	71
	Jeu de loto	74
	Observation	75
	Allons à la pêche	75
Pronom «je»	Jeu de mémoire	67
	Jeu de l'épicerie	68
	Je pige	73
	Allons à la pêche	75
Vocabulaire	Arc-en-ciel	66
	Jeu de mémoire	67
	Jeu de l'épicerie	68
	Le déguisement	69
	Je donne à/au	72
	La bouteille	74
	Observation	75
Phrases complètes	Arc-en-ciel	66
	Jeu de mémoire	67
	Jeu de l'épicerie	68
	Mise en forme	70
	À qui appartient?	71
	Jeux de société	71
	Les lancers	73
	Jeu de loto	74
	Observation	75
Adjectifs possessifs «mon», «ton»	Jeu de mémoire	67
	À qui appartient?	71
Temps des verbes	Le déguisement	69
	Faire le marché	72
Adjectifs de couleur	Arc-en-ciel	66
	Feux de circulation	68
	Le déguisement	69
Prépositions spatiales	La maison de poupée	66
	Jeu d'imitation	69
	Course à obstacles	70
	Les lancers	73
Tours de parole	Jeu de l'épicerie	68
	Jeu d'imitation	69
	La bouteille	74

La maison de poupée

MATÉRIEL

- Maison de poupée.
- Meubles de poupée.

DÉROULEMENT

1. À tour de rôle, une personne dit à l'autre comment disposer les meubles et les personnages dans la maison.
   Ex. : «Place le bébé à côté de la table de cuisine.»
2. L'enfant peut jouer le rôle du guide.

OBJECTIFS D'APPRENTISSAGE DU LANGAGE
Permettre à l'enfant d'utiliser les prépositions spatiales.
Travailler la compréhension des consignes à plus d'un élément.
Permettre à l'enfant d'augmenter son vocabulaire.

Arc-en-ciel

MATÉRIEL

- Crayons de couleur bleu, rouge, jaune, vert.
- Feuilles de papier.

DÉROULEMENT

1. Racontez l'histoire d'un martien qui veut retourner sur sa planète, mais qui doit passer par l'arc-en-ciel. Il ne peut pas y retourner tant que l'arc-en-ciel n'est pas totalement colorié.
2. L'adulte dit la première couleur de l'arc-en-ciel et l'enfant doit choisir le bon crayon pour le colorier.
3. Plus l'enfant s'améliore, plus on peut augmenter le nombre de couleurs de l'arc-en-ciel.

OBJECTIFS D'APPRENTISSAGE DU LANGAGE
Stimuler l'apprentissage des couleurs.
Stimuler la production de phrases complètes. Ex. : «Je colorie l'arc-en-ciel en jaune.»
Permettre à l'enfant d'augmenter son vocabulaire.

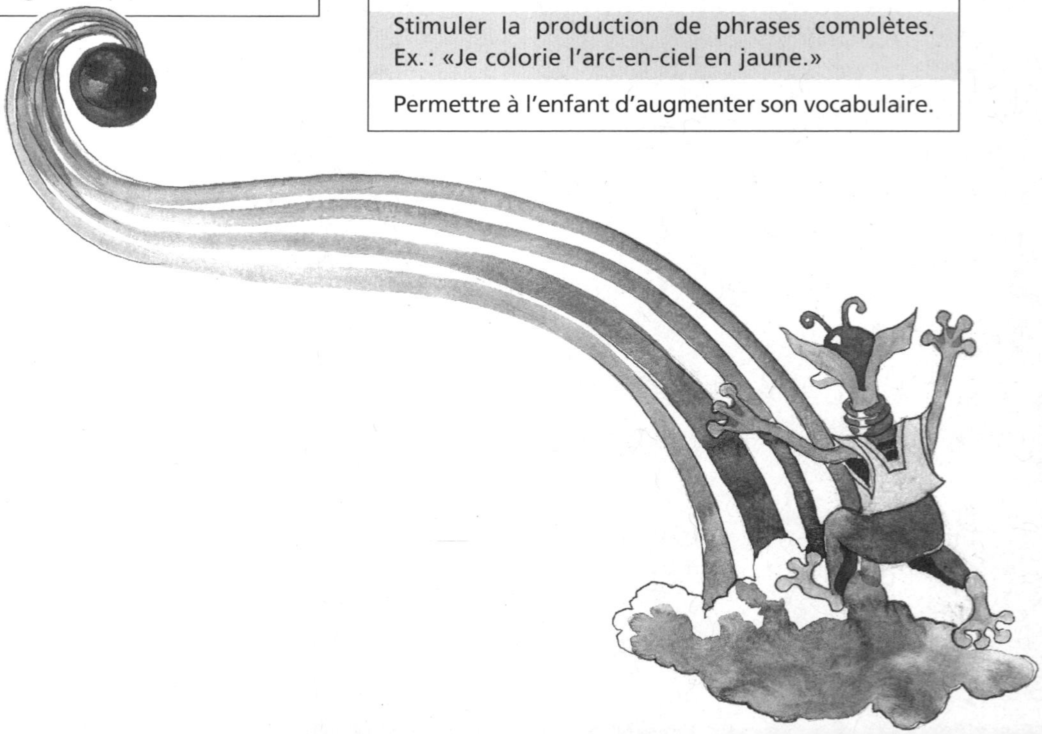

Jeu de mémoire

MATÉRIEL

- Drap.
- Objets dont le nom contient un son difficile pour l'enfant.
  Ex. : chapeau, manteau, ballon, soulier, botte, balle, verre, tasse, crayon.

DÉROULEMENT

1. Étalez les objets sur la table.
2. Décrivez les objets et discutez de leur fonction avec l'enfant.
3. Recouvrez les objets avec le drap.
4. Demandez à l'enfant de se retourner ou de se fermer les yeux.
5. Enlevez un objet. L'enfant se retourne et essaie de deviner celui qui manque.
6. Inversez les rôles.
7. Au besoin, donnez des indices.

OBJECTIFS D'APPRENTISSAGE DU LANGAGE
Stimuler la production du pronom «je».
Travailler les adjectifs possessifs «mon» , «ton».
Stimuler la production de la phrase complète.
Permettre à l'enfant d'augmenter son vocabulaire.

Jeu de détective

MATÉRIEL

- Objets représentant des mots difficiles à dire pour l'enfant.
- Téléphones de plastique ou boîtes de mouchoirs pour représenter des téléphones.

DÉROULEMENT

1. Cachez les objets dans la pièce.
2. Demandez par téléphone l'aide d'un détective pour retrouver les objets perdus.
3. À chaque fois que le détective trouve un objet, il doit appeler celui qui l'a engagé pour lui dire ce qu'il a trouvé.
4. Posez des questions à l'enfant sur l'objet trouvé.
   Ex. : «Quelle est la couleur de l'objet ?»
   «À quoi sert l'objet ?»
   «Où l'as-tu trouvé ?»

VARIANTE

- Un pirate construit son coffre aux trésors et il doit chercher les objets dans la pièce. Lorsqu'il en a trouvé un, il le place dans son coffre et doit en aviser son chef.

OBJECTIFS D'APPRENTISSAGE DU LANGAGE
Stimuler une meilleure prononciation des sons par l'enfant.
Permettre à l'enfant d'utiliser les prépositions spatiales.
Développer le respect des tours de parole chez l'enfant.
Permettre à l'enfant d'augmenter son vocabulaire.

Jeu de l'épicerie

MATÉRIEL

- Jetons pouvant servir de monnaie. Ex. : boutons, macaronis, etc.
- Objets à vendre qui permettent d'atteindre nos objectifs d'apprentissage de sons et de vocabulaire

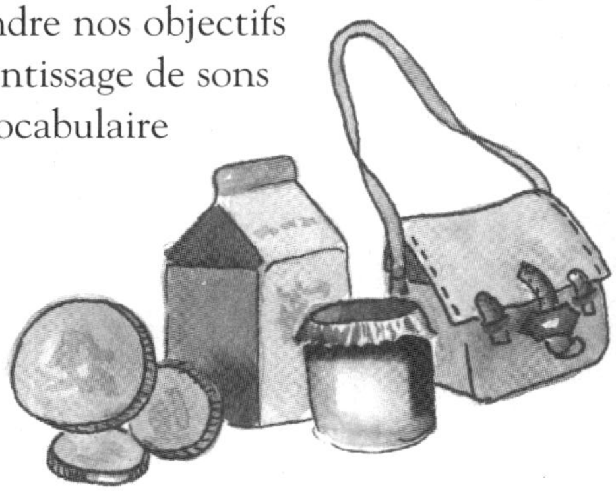

DÉROULEMENT

1. Une personne joue le rôle du vendeur et l'autre, celui de l'acheteur. Ex. : Si l'enfant est vendeur, on peut lui demander : «Qu'est-ce qu'on devrait acheter pour faire un gâteau ?»
2. Il serait intéressant que l'enfant puisse jouer les deux rôles; l'acheteur devient le vendeur et vice versa.

N.B. Pour rendre le jeu plus drôle, on peut porter un chapeau, l'acheteur peut utiliser un sac à main ou un porte-monnaie.

OBJECTIFS D'APPRENTISSAGE DU LANGAGE
Stimuler une meilleure prononciation du son chez l'enfant.
Stimuler la production d'une phrase complète et du pronom «je». Ex. : «Je veux acheter du lait.»
Permettre à l'enfant d'augmenter son vocabulaire.
Développer le respect des tours de parole de l'enfant.

Feux de circulation

MATÉRIEL

- Un cercle de carton rouge.
- Un carré de carton vert.
- Un triangle de carton jaune.

DÉROULEMENT

1. Lorsque le parent montre le carré vert et dit «vert», l'enfant court.
2. Lorsque le parent montre le triangle jaune et dit «jaune», l'enfant marche.
3. Lorsque le parent montre le cercle rouge et dit «rouge», l'enfant s'arrête.

OBJECTIFS D'APPRENTISSAGE DU LANGAGE
Travailler l'expression et la compréhension des couleurs.
Travailler les formes : le cercle, le carré, le triangle.

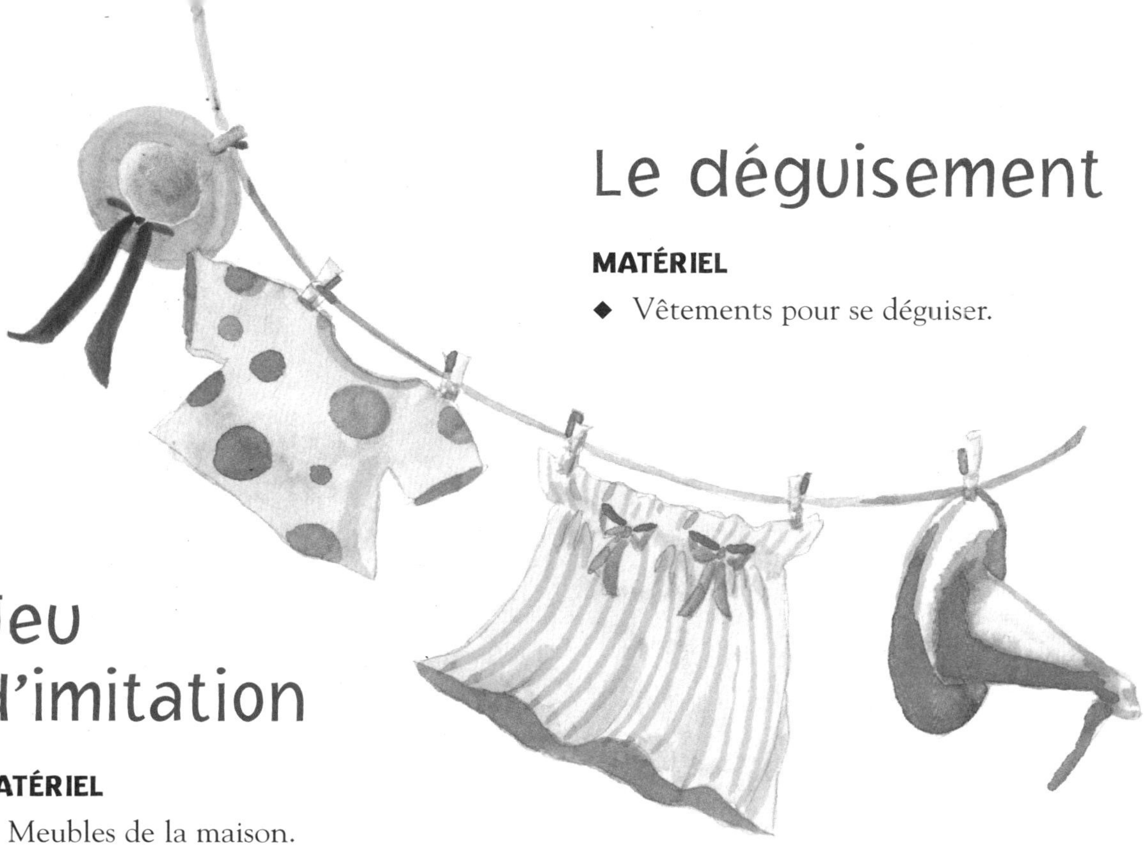

Jeu d'imitation

MATÉRIEL

- Meubles de la maison.

DÉROULEMENT

1. Par exemple, le parent prend une chaise et dit : «Je m'assois sur la chaise, je m'assois à côté de la chaise…»
2. L'enfant doit imiter le parent en disant ce qu'il fait.
3. Tous les espaces possibles par rapport à la chaise peuvent être explorés.
4. Ensuite, c'est au tour de l'enfant de commencer, et au parent de l'imiter.

OBJECTIFS D'APPRENTISSAGE DU LANGAGE
Permettre à l'enfant d'utiliser les prépositions spatiales.
Permettre à l'enfant d'augmenter son vocabulaire.
Développer le respect des tours de parole chez l'enfant.

Le déguisement

MATÉRIEL

- Vêtements pour se déguiser.

DÉROULEMENT

1. Le parent et l'enfant disent à l'avance ce qu'ils vont mettre.
   Ex. : «Je vais mettre un chapeau.»
2. Ils verbalisent leurs actions.
   Ex. : «Je mets un chapeau.»
3. Le parent attend au moins 10 secondes, puis il fait décrire le déguisement.
   Ex. : «J'ai mis un chapeau.»
   «J'ai choisi la robe rose.»

OBJECTIFS D'APPRENTISSAGE DU LANGAGE
Travailler les temps de verbes (présent, futur, passé).
Permettre à l'enfant d'augmenter son vocabulaire.
Stimuler l'apprentissage des couleurs.

Mise en forme

MATÉRIEL

- Aucun.

DÉROULEMENT

1. Le parent joue le rôle d'animateur et doit donner les instructions.
2. Les autres personnes doivent exécuter ce que le parent leur demande.
   Ex. : «Mets les mains sur tes genoux.»
   «Mets les mains dans les poches.»
   «Saute sur un pied.»

OBJECTIFS D'APPRENTISSAGE DU LANGAGE
Permettre à l'enfant d'utiliser les prépositions spatiales.
Stimuler la production de phrases complètes.
Permettre à l'enfant d'augmenter son vocabulaire.

Course à obstacles

MATÉRIEL

- Meubles ou objets de la maison.
- Toutous.

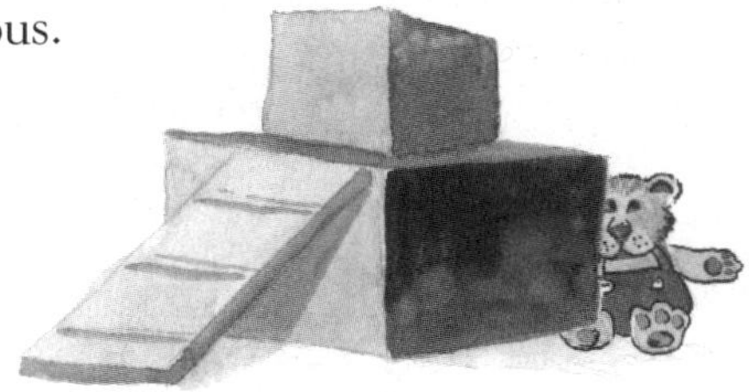

DÉROULEMENT

1. Disposez les meubles ou obstacles de façon à créer un parcours.
2. L'enfant doit faire ce que l'adulte lui demande afin de pouvoir libérer le toutou qui est au bout.
3. L'enfant est encouragé à décrire son action.
   Ex. : L'adulte dit : «Marche sur la planche et passe sous la chaise !»
   En faisant l'action, l'enfant dit : «Je marche sur la planche, je passe sous la chaise.»
4. L'enfant peut également tenir le rôle du guide.

VARIANTE

- L'enfant peut faire effectuer le parcours par des toutous et des poupées. À l'aide d'une poupée de sexe masculin et l'autre de sexe féminin, on pourrait alors travailler les pronoms (il/elle).

OBJECTIFS D'APPRENTISSAGE DU LANGAGE
Permettre à l'enfant d'utiliser les prépositions spatiales.
Travailler la compréhension des consignes à plus d'un élément.

Les jeux de société

MATÉRIEL

- Jeu de société auquel on peut jouer à tour de rôle.
  Ex. : serpents et échelles.
- Images de mots comportant un son cible :
  Ex. : «s - z» souris, savon, zèbre
  «f - v» fille, feu, valise
  «l» loup, lapin, lait

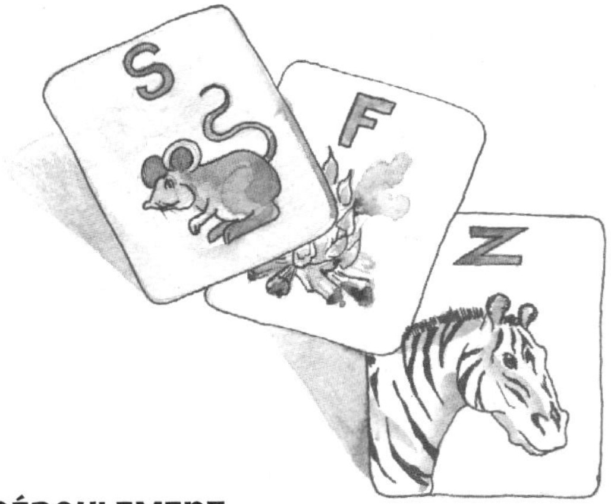

DÉROULEMENT

1. Avant de jouer son tour, le joueur doit prendre une image et bien prononcer le mot. Lorsque la prononciation est satisfaisante, il peut jouer.
2. C'est au tour du joueur suivant.

OBJECTIFS D'APPRENTISSAGE DU LANGAGE
Stimuler une meilleure prononciation des sons par l'enfant.
Stimuler la production de phrases complètes. Ex. : «Je monte l'échelle.»
Permettre à l'enfant d'enrichir son vocabulaire.
Développer le respect des tours de parole chez l'enfant.

À qui appartient?

MATÉRIEL

- Sac.
- Objets appartenant à différentes personnes de la maison.
  Ex. : Chandail de papa, poupée de Julie, etc.

DÉROULEMENT

1. Chacun son tour, on pige un objet.
2. On demande à l'autre personne : «À qui appartient le bas ?»
3. L'autre doit répondre, par exemple : «C'est à papa», «C'est son bas», «C'est ton bas», ou «C'est mon bas».

OBJECTIFS D'APPRENTISSAGE DU LANGAGE
Favoriser l'acquisition des adjectifs possessifs.
Développer la compréhension des questions.
Stimuler la production de questions utilisant une phrase complète.

Je donne à/au

MATÉRIEL

- Toutous.
- Personnages.
- Nourriture réelle ou en plastique.

DÉROULEMENT

1. En faisant la distribution de nourriture aux personnages, on doit dire à qui on la donne.
   Ex. : «Je donne une orange à Julie.»
   «Je donne une orange au petit ourson.»

OBJECTIFS D'APPRENTISSAGE DU LANGAGE
Favoriser l'acquisition des prépositions à/au.
Développer le respect du tour de rôle chez l'enfant.
Permettre à l'enfant d'augmenter son vocabulaire.

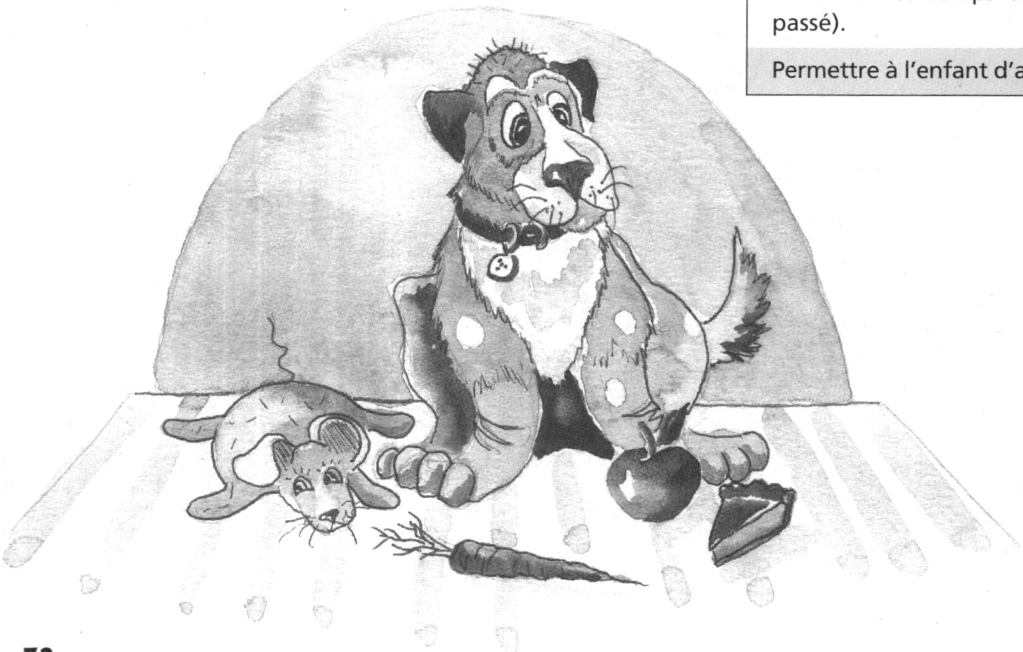

Faire le marché

MATÉRIEL

- Circulaires.
- Colle.
- Ciseaux.
- Carton.

DÉROULEMENT

1. L'enfant découpe et colle ses aliments favoris sur des cartons, et dit ce qu'il va acheter.
   Ex. : «Je vais acheter de la viande.»
2. Il faut décrire ce qu'on achète à l'épicerie.
   Ex. : «J'achète de la viande.»
3. En défaisant les sacs, il faut dire ce qu'on a acheté.
   Ex. : «J'ai acheté de la viande.»

OBJECTIFS D'APPRENTISSAGE DU LANGAGE
Travailler les temps des verbes (présent, futur, passé).
Permettre à l'enfant d'augmenter son vocabulaire.

Je pige

MATÉRIEL

- Objets réels.
  Ex. : livre, crayon, petite auto, etc.
- Sac (taie d'oreiller).
- Bandeau.

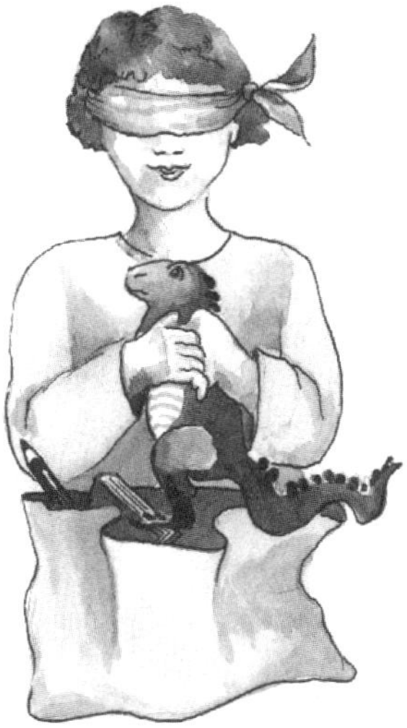

DÉROULEMENT

1. Avec l'enfant, placez les objets dans le sac.
2. Nommez les objets avec l'enfant.
3. Les yeux bandés, retirez un objet du sac à tour de rôle.
4. On doit décrire ce que l'on touche et essayer de deviner le nom de l'objet.

VARIANTE

- On trouve un coffre aux trésors et on doit deviner ce que les pirates y ont laissé. On peut également déguiser l'enfant en pirate.

OBJECTIFS D'APPRENTISSAGE DU LANGAGE
Stimuler la prononciation des sons chez l'enfant.
Permettre à l'enfant d'augmenter son vocabulaire.
Stimuler l'emploi du pronom «je».

Les lancers

MATÉRIEL

- Objets que l'on peut lancer : sou noir, jeton, petite balle de mousse.

DÉROULEMENT

1. Le joueur doit faire une phrase complète avant de lancer son objet.
   Ex. : «Je lance le sou dans le bol.»
   «Je lance le sou sous la chaise.»

OBJECTIFS D'APPRENTISSAGE DU LANGAGE
Permettre à l'enfant d'utiliser les prépositions spatiales.
Stimuler la production de phrases complètes.
Stimuler une meilleure prononciation des sons par l'enfant.
Permettre à l'enfant d'augmenter son vocabulaire.

Jeu de loto

MATÉRIEL

- Images (en double) des mots difficiles à prononcer pour votre enfant.

DÉROULEMENT

1. Mélangez les cartes et tournez les faces contre la table.
2. Retournez deux cartes en les nommant l'une après l'autre. Utilisez des phrases complètes.
   Ex. : «Je pige une pomme.»
3. Si les deux cartes sont identiques, vous les gardez. Sinon, vous les remettez face contre table. C'est au tour de l'autre joueur.
4. Le gagnant est celui qui amasse le plus d'images.

OBJECTIFS D'APPRENTISSAGE DU LANGAGE
Stimuler une meilleure prononciation des sons par l'enfant.
Stimuler la production de phrases complètes. Ex. : J'ai trouvé un chat.
Permettre à l'enfant d'augmenter son vocabulaire.

La bouteille

MATÉRIEL

- Bouteille.
- Images (en double) de mots difficiles à prononcer.
  Ex. : train, auto, vase, fille, garçon, bébé, etc.

DÉROULEMENT

1. Placez les images en cercle, face contre table, et une bouteille au centre.
2. Faites tourner la bouteille.
3. Le joueur retourne la carte pointée par le goulot et la nomme.
4. Ensuite, le joueur retourne une deuxième carte pour trouver la paire.
5. S'il trouve la paire, il la garde, sinon il retourne les cartes face contre table.
6. Le gagnant est celui qui a le plus de paires.

OBJECTIFS D'APPRENTISSAGE DU LANGAGE
Stimuler une meilleure prononciation des sons par l'enfant.
Permettre à l'enfant d'augmenter son vocabulaire.

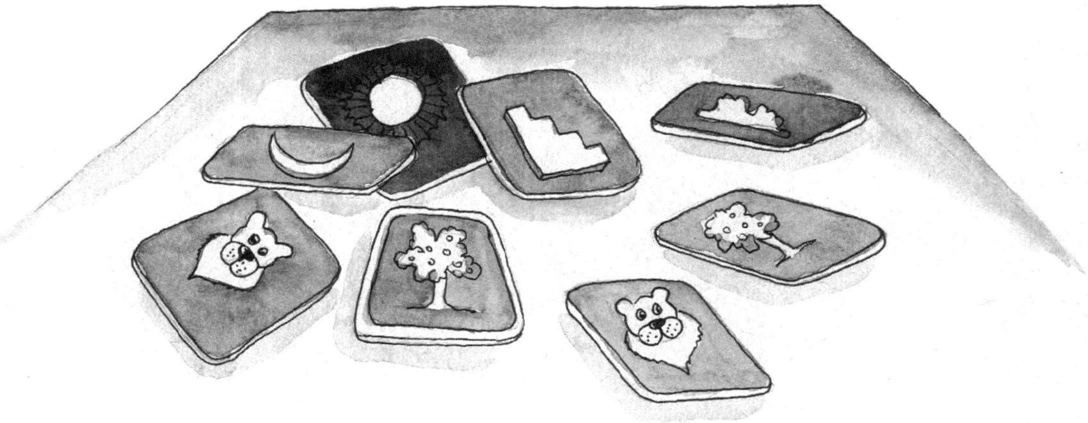

Allons à la pêche

MATÉRIEL

- Images des mots comprenant des sons difficiles à prononcer, collées sur des poissons en carton.
- Canne à pêche fabriquée à l'aide d'un bâton, d'une corde et d'un aimant.
- Trombones (attache-feuilles) de métal.

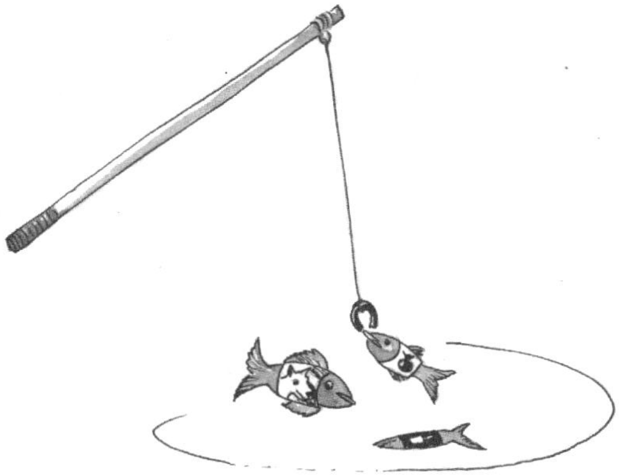

DÉROULEMENT

1. Accrochez un attache-feuilles sur chaque poisson.
2. Placez les poissons par terre, l'image tournée vers le sol.
3. À l'aide de la canne à pêche, pêchez un poisson.
4. Nommez l'image collée au poisson.
5. Si le joueur a bien prononcé le mot, il peut garder le poisson.

VARIANTE

- L'enfant peut se déguiser en pêcheur.

OBJECTIFS D'APPRENTISSAGE DU LANGAGE
Stimuler la prononciation de sons chez l'enfant.
Permettre à l'enfant d'augmenter son vocabulaire.

Observation

- Sac de papier.
- Objets dont le nom est difficile à prononcer pour l'enfant.
- Bandeau pour les yeux.

DÉROULEMENT

1. Regardez et décrivez les objets avec l'enfant.
2. Placez les objets dans le sac.
3. Avec les yeux bandés, un joueur retire un objet du sac et il essaie de deviner de quoi il s'agit.
4. Au besoin, l'autre joueur peut donner des indices.

OBJECTIFS D'APPRENTISSAGE DU LANGAGE
Stimuler la production de phrases complètes. Ex. : «Je touche quelque chose de rond.»
Stimuler une meilleure prononciation des sons cibles chez l'enfant.

LES BRICOLAGES

Les activités de bricolage permettent à votre enfantž

- de développer sa créativité dans le domaine de la représentation visuelle;
- d'apprendre à découper, coller, peindre, modeler;
- de développer ses habiletés de motricité fine;
- d'améliorer sa confiance, en lui donnant l'occasion de s'exprimer;
- de prendre contact avec de nouvelles textures.

Afin de rendre cette activité plus agréable:

- Permettez à votre enfant de travailler à son rythme et selon ses habiletés.
- Donnez-lui assez de temps pour compléter son projet à sa satisfaction.
- Ne mettez pas trop l'accent sur la propreté: un grand tablier ou une grande chemise empêchera les accidents.
- Encouragez-le à parler de son dessin. Vous pouvez stimuler le langage en parlant avec lui de la couleur choisie, des formes, etc.

OBJECTIFS D'APPRENTISSAGE DU LANGAGE

	Activité proposée	Page
Vocabulaire	Peinture à l'eau	77
	Mobile	78
	Bonhomme en coco	79
Phrases complètes	Peinture à l'eau	77
	Laissez des empreintes	77
	Mobile	78
	Peinture tactile	78
Adjectifs de couleur	Laissez des empreintes	77
	Peinture *Jello*	79
Parties du corps	Bonhomme en coco	79

Peinture à l'eau

MATÉRIEL

- Un petit seau.
- Un gros pinceau.
- De l'eau.

DÉROULEMENT

1. Donnez à votre enfant un petit seau d'eau et un assez gros pinceau.
2. L'enfant peut maintenant peindre le garage, la clôture, l'extérieur de la maison.

OBJECTIFS D'APPRENTISSAGE DU LANGAGE
Permettre à l'enfant d'augmenter son vocabulaire.
Stimuler la production de phrases complètes.

Laissez des empreintes

MATÉRIEL

- Pommes de terre.
- Papier journal.
- Peinture en poudre.
- Assiette en aluminium.

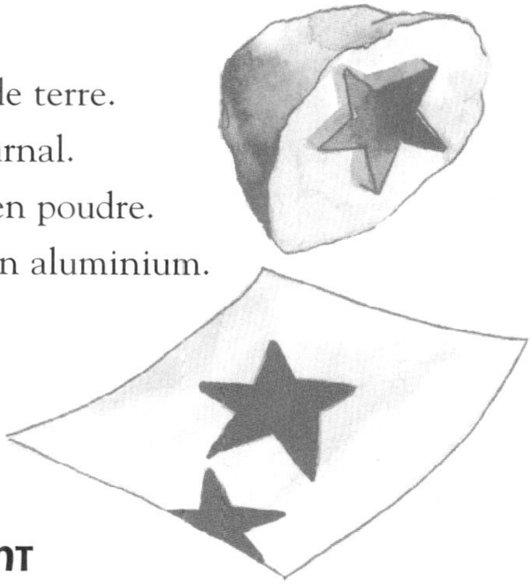

DÉROULEMENT

1. Mélangez, dans une assiette en aluminium, la peinture en poudre avec l'eau pour qu'elle soit d'une consistance assez épaisse.
2. Coupez une pomme de terre en deux.
3. Donnez une moitié de pomme de terre à votre enfant.
4. Étendez des feuilles de papier journal sur la table.
5. L'enfant trempe sa pomme de terre dans l'assiette et fait des empreintes sur le papier journal.

VARIANTE

- Utilisez d'autres légumes : carottes, poireaux, etc.
- Utilisez d'autres matériaux : canette, bouchon de liège, couvercles de bocaux, etc.

OBJECTIFS D'APPRENTISSAGE DU LANGAGE
Travailler l'expression des couleurs.
Stimuler la production de phrases complètes.

Mobile

MATÉRIEL

- Cintre.
- Objets légers à suspendre (tasses en papier, bouchons de liège, petits pots de yogourt, carton d'oeufs, etc.).
- Ficelle ou laine.
- Peinture.

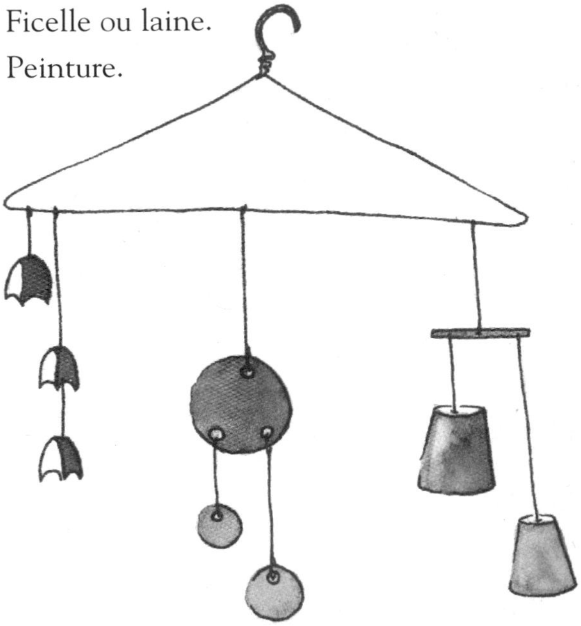

DÉROULEMENT

1. Faites choisir des objets à votre enfant.
2. Demandez-lui de les décorer (en collant, en les découpant, en les peinturant).
3. Attachez-les avec de la ficelle ou de la laine à un cintre.

OBJECTIFS D'APPRENTISSAGE DU LANGAGE
Permettre à l'enfant d'augmenter son vocabulaire.
Stimuler la production de phrases complètes. Ex. : «Je veux le petit bouchon.»

Peinture tactile

MATÉRIEL

- Savon en flocons (ex. : Ivory Neige).
- Eau froide.
- Colorant végétal.

DÉROULEMENT

1. Ajoutez de l'eau froide au savon et mélangez au malaxeur.
2. Par la suite, ajoutez le colorant végétal.
3. La peinture tactile obtenue sera très onctueuse; il est donc préférable de réaliser cette activité l'été, à l'extérieur.

OBJECTIFS D'APPRENTISSAGE DU LANGAGE
Développer la créativité de l'enfant.
Améliorer sa confiance, en lui permettant d'exprimer ses idées.
Stimuler la production de phrases complètes. Ex. : «Je peinture une grosse maison jaune.» «Je veux la couleur rouge».

Bonhomme en coco

MATÉRIEL

- 3/4 d'une coquille d'oeuf.
- De la terre.
- Des graines de gazon, de radis ou de cresson.

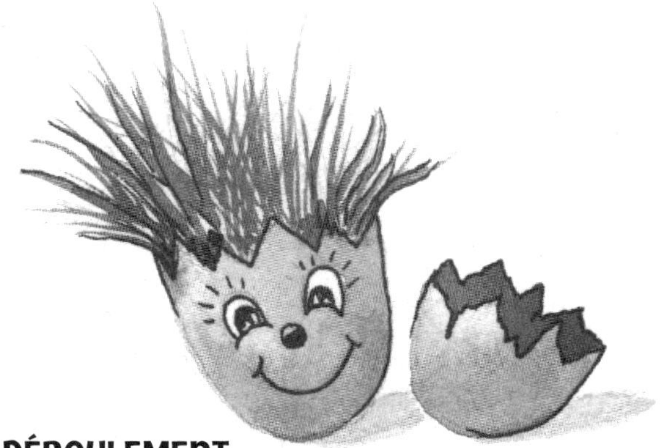

DÉROULEMENT

1. Remplissez la coquille de terre.
2. Placez les graines de gazon, de radis ou de cresson et remettez un peu de terre par-dessus.
3. Arrosez légèrement la terre.
4. Dans quelques jours, vos oeufs auront des cheveux.
5. Dessinez un visage à votre oeuf.

OBJECTIFS D'APPRENTISSAGE DU LANGAGE
Prendre conscience de son corps (tête, visage, etc.).
Permettre à l'enfant d'augmenter son vocabulaire.
Permettre à l'enfant d'exprimer une séquence Ex.: «En premier, je mets de la terre. Ensuite, je mets des graines.»

Peinture *Jello*

MATÉRIEL

- 1 boîte de gélatine *Jello* (saveur au choix de l'enfant).
- Un peu d'eau chaude.
- Pinceaux (ou brosse à dents ou paille).
- Papier glacé.

DÉROULEMENT

1. Délayez la poudre de gélatine *Jello* dans un peu d'eau.
2. Il est important d'utiliser la peinture sur du papier glacé ou sur un papier ayant une surface lisse.

OBJECTIFS D'APPRENTISSAGE DU LANGAGE
Développer la créativité de l'enfant.
L'initier aux couleurs, aux odeurs.
Associer les couleurs à des aliments. Ex.: Orange → une orange Jaune → une banane Rouge → une cerise

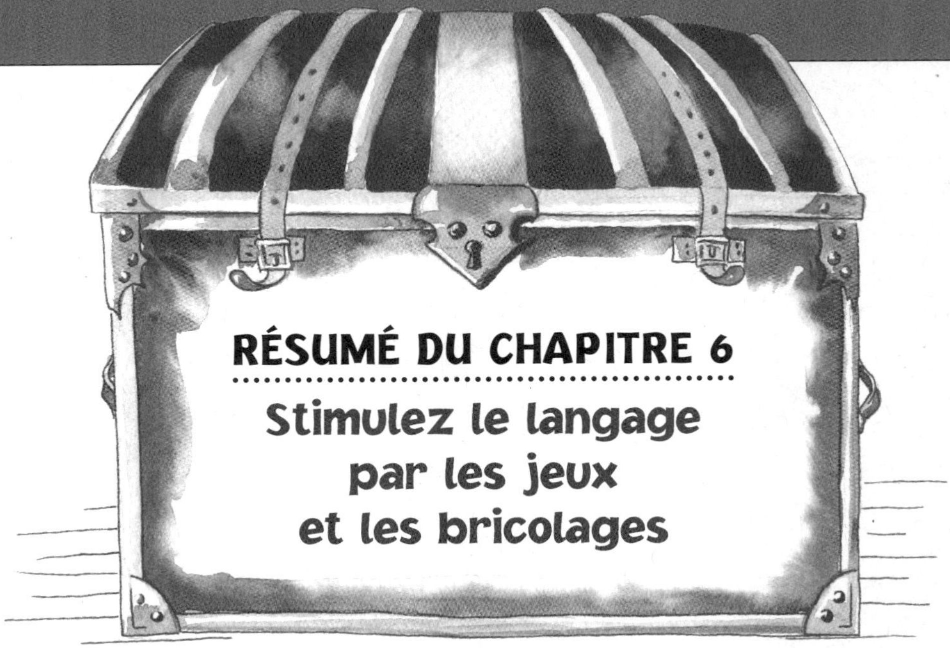

RÉSUMÉ DU CHAPITRE 6

Stimulez le langage par les jeux et les bricolages

À la fin de votre voyage, vous arrivez enfin à l'île du Langage. En traversant cette île fabuleuse, vous découvrez un coffre au trésor chargé de jeux variés et d'idées de bricolages à réaliser avec votre petit pirate ! Bonne découverte !

Les jeux permettent à votre enfant de:

- s'amuser
- découvrir ses capacités
- participer, coopérer et socialiser
- développer son attention et sa concentration
- développer son langage

Les bricolages permettent à votre enfant de :

- développer sa créativité
- développer ses habiletés de motricité fine
- améliorer sa confiance en lui permettant de s'exprimer
- prendre contact avec de nouvelles textures, couleurs, formes, etc...

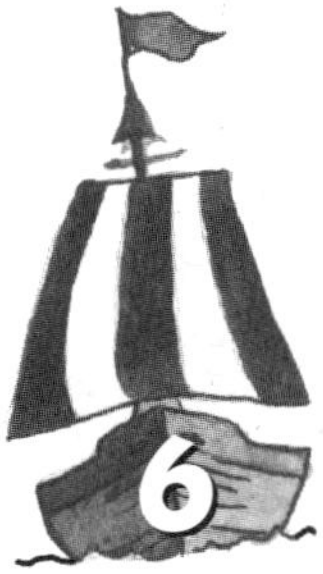

Pratiquons-nous à la maison

Stimulez le langage par les jeux et les bricolages

Choisissez un jeu et un bricolage qui, à votre avis, plairont à votre enfant.

JEU

____

DÉROULEMENT

____

OBJECTIFS DE SON OU DE PHRASE

____

RÉSULTAT

BRICOLAGE

____

DÉROULEMENT

____

OBJECTIFS DE SON OU DE PHRASE

____

RÉSULTAT

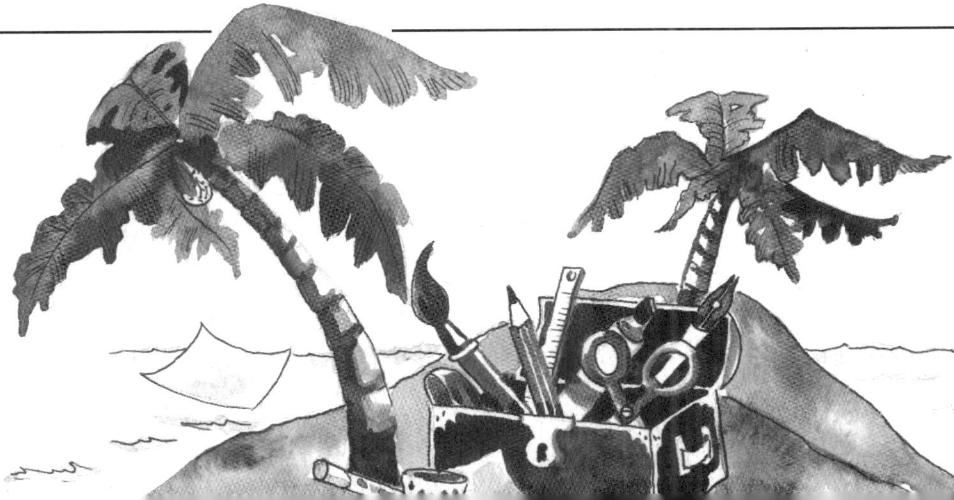

CHAPITRE 7

Stimulez le langage par les livres et la musique

Vous continuez à découvrir les fabuleux trésors de l'île du Langage. En plus des jeux et du bricolage, vous découvrez d'autres moyens pour aider votre petit pirate à améliorer son langage.

Quelle île extraordinaire que l'île du Langage !

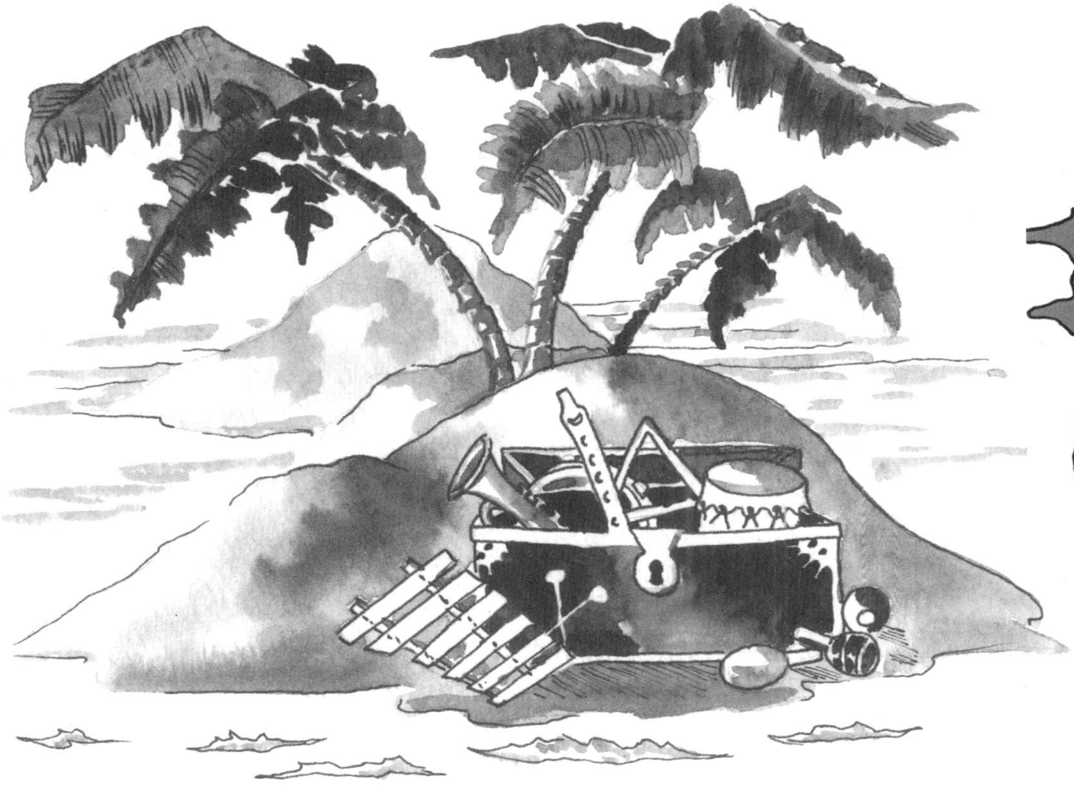

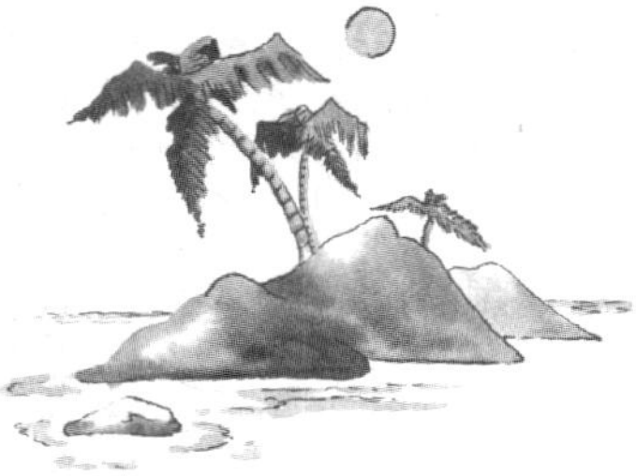

Un survol du chapitre

Au chapitre précédent, vous avez appris comment stimuler le langage de votre enfant par les jeux et le bricolage.

Les livres et la musique sont aussi d'excellents moyens d'aider votre enfant à améliorer son langage. Les livres et la musique sont accessibles à tous.

Dans ce chapitre, vous apprendrezž

1. Comment stimuler le langage par les livres et les histoiresž

- Comment intéresser votre enfant aux livres d'histoire.
- Comment raconter des histoires pour aider votre enfant à développer son langage.

Vous trouverez dans cette section des suggestions de livres pour enfants ainsi que des idées d'activités pour travailler un objectif de langage précis.

2. Comment stimuler le langage par la musique et les comptinesž

Dans cette partie du chapitre, vous trouverez plusieurs chansons et comptines avec les objectifs de langage qu'elles visent.

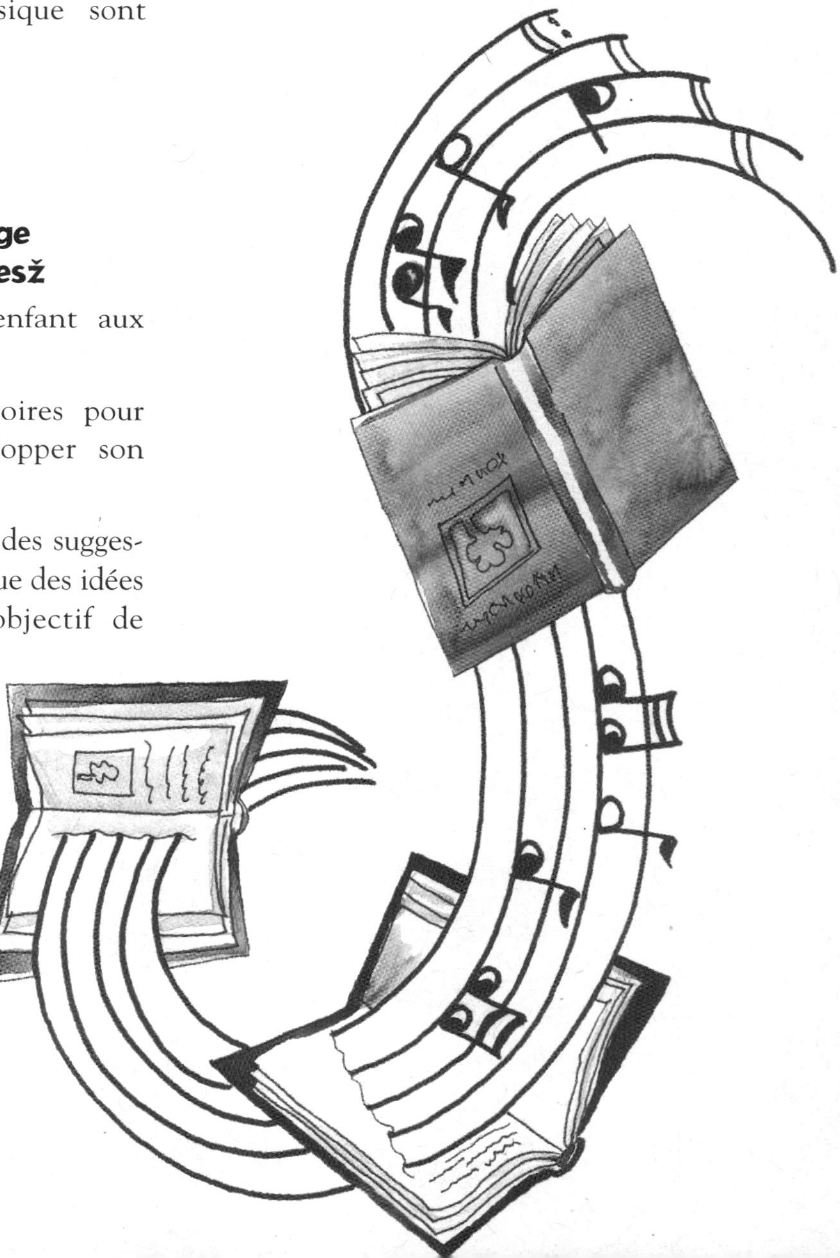

Étape par étape

COMMENT STIMULER LE LANGAGE DE VOTRE ENFANT PAR LES LIVRES

IL ÉTAIT UNE FOIS… Ces mots sont magiques ! Ils permettent aux petits comme aux grands d'entrer dans le monde de l'imaginaire. Ils y feront la rencontre de personnages inoubliables et ils vivront plusieurs émotions : la joie, la peur, la curiosité, la surprise…

Comment intéresser votre enfant aux livres d'histoire

La lecture de livres d'histoires est un beau moment intime à partager avec votre enfant. Cette activité simple et agréable lui permettra d'apprendre de nouveaux mots, de comprendre des phrases plus longues et de développer son habileté à raconter. Cela développera aussi son écoute, son imagination et son intérêt pour la lecture et le monde qui l'entoure.

La lecture d'histoires est une activité qui se vit au quotidien. Plusieurs d'entre vous choisissent l'heure du coucher pour lire des livres d'histoires à leurs enfants. Cela permet aux petits d'être plus calmes avant de dormir et de partager un moment magique avec vous. Vous pouvez aussi raconter une histoire à votre enfant en d'autres occasions : au parc, dans l'autobus... Choisissez les moments qui vous conviennent à tous les deux.

Le choix des livres pour enfants

Les enfants aiment particulièrement les contes de fées, les comptines et les livres imagés. D'ailleurs, il est préférable de choisir des livres avec de belles images qui captent l'intérêt de votre enfant. Pour lui, les images sont aussi importantes que les mots. Elles doivent bien exprimer l'action, être claires, avec des formes proches de la réalité. Idéalement, l'image et le texte qui vont ensemble devraient se retrouver sur la même page.

En connaissant déjà l'histoire, vous vous assurez qu'elle convient à votre enfant et qu'elle vous plaît à vous aussi. Le plaisir de tous est essentiel. C'est à ce moment que la magie se produit !

La bibliothèque

La bibliothèque de votre quartier est une ressource intéressante et peu coûteuse. Le personnel de la bibliothèque est toujours là, prêt à vous conseiller et vous guider dans le choix des livres. On y retrouve des livres pour tous les goûts ainsi que plusieurs activités d'animation comme l'*Heure du conte*. Informez-vous à votre bibliothèque.

Vous avez des doutes...

Vous pensez que vous ne racontez pas assez bien?

Plus vous raconterez d'histoires, plus ce sera facile ! N'hésitez pas à lire l'histoire avant, vous serez plus à l'aise si vous la connaissez bien. Vous pouvez lire le texte comme il est écrit ou bien décrire les images et inventer votre propre histoire. Quand on raconte l'histoire dans nos mots, c'est plus vivant et intéressant pour l'enfant.

Votre enfant vous demande toujours de lire les mêmes histoires?

Plusieurs enfants le font. Cela les sécurise et leur fait plaisir. En plus, la répétition leur permet d'apprendre. Vous pouvez donc leur lire les mêmes livres plusieurs fois. Le fait de bien connaître une histoire permet aux enfants d'éclaircir des détails qu'ils avaient mal compris au départ, de poser des questions et de faire plus de commentaires.

Votre enfant n'aime pas se faire lire des histoires?

Vous pouvez essayer de le faire participer davantage au choix des livres. Commencez par des séances de lecture plus courtes ou faites une pause lorsque l'enfant ne réussit plus à se concentrer. Au fur et à mesure, vous pouvez allonger le temps de lecture et le niveau de difficulté des livres. Pour attirer son attention, vous pouvez aussi utiliser des livres plus «interactifs», où l'enfant peut manipuler des petites portes, tirer une languette, etc.

Les enfants aiment qu'on leur raconte une histoire en y mettant beaucoup d'expression. Vous pouvez changer de voix pour faire parler les personnages : la méchante sorcière, le gros ours, la souris. Vous pouvez inventer des sons et en ajouter à l'histoire (Boum ! Plouf !). Cela rend la lecture plus amusante et facilite la compréhension de l'histoire.

Parfois, cela prend plusieurs essais et puis tout à coup, l'enfant «accroche» à la lecture !

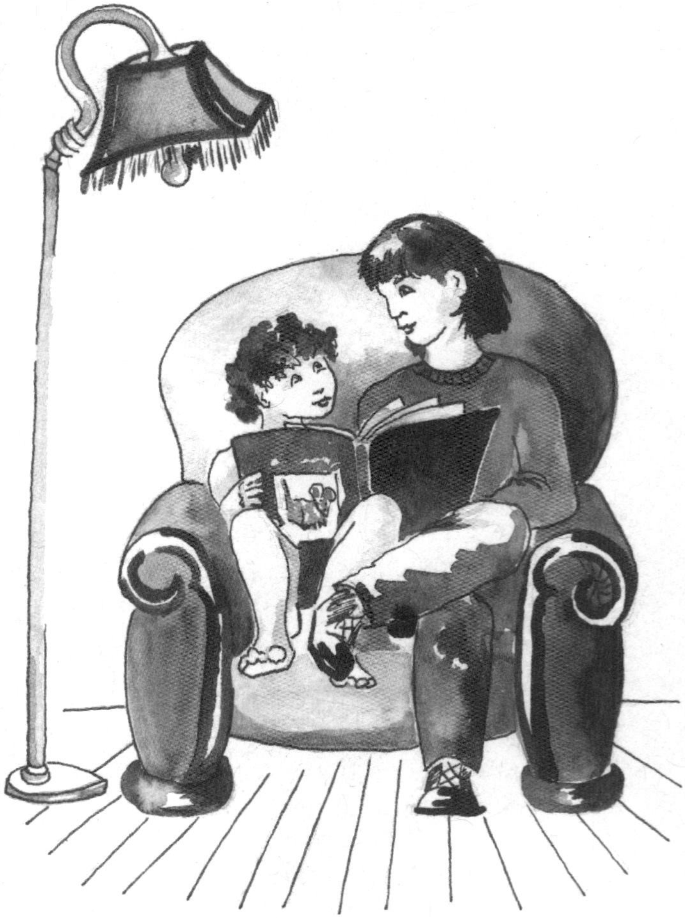

Comment lire des histoires pour aider votre enfant à développer son langage

1. CHOISISSEZ UN BON MOMENT

Tout d'abord, trouvez un moment calme où vous ne serez pas trop dérangés et où vous aurez assez de temps devant vous. Prenez une position confortable (parfois lorsque l'enfant est assis, il peut mieux écouter que lorsqu'il est couché). Choisissez une histoire que vous aimez tous les deux.

2. DISCUTEZ AVANT DE COMMENCER LA LECTURE

Il est intéressant de prendre le temps de parler ensemble du livre avant de commencer la lecture. De cette façon, vous piquez sa curiosité et vous lui donnez le goût de lire l'histoire. En même temps, cela le prépare en le mettant au courant du sujet du livre et éveille ses connaissances.

Comment faire ?

- Lisez-lui le titre de l'histoire.
- Discutez ensemble de ce que l'on voit sur la page couverture.

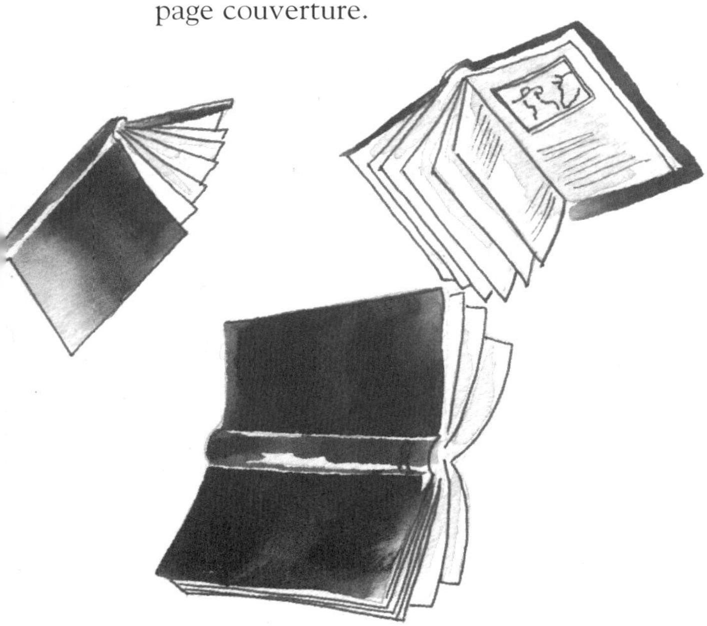

- Faites des liens avec ce que l'enfant connaît déjà.
  Ex.: Le parent dit: «Je vais te raconter l'histoire d'un petit pingouin. Tu te souviens, on en a vu un au zoo l'été passé ?» L'enfant répond: «Il a sauté dans l'eau !»

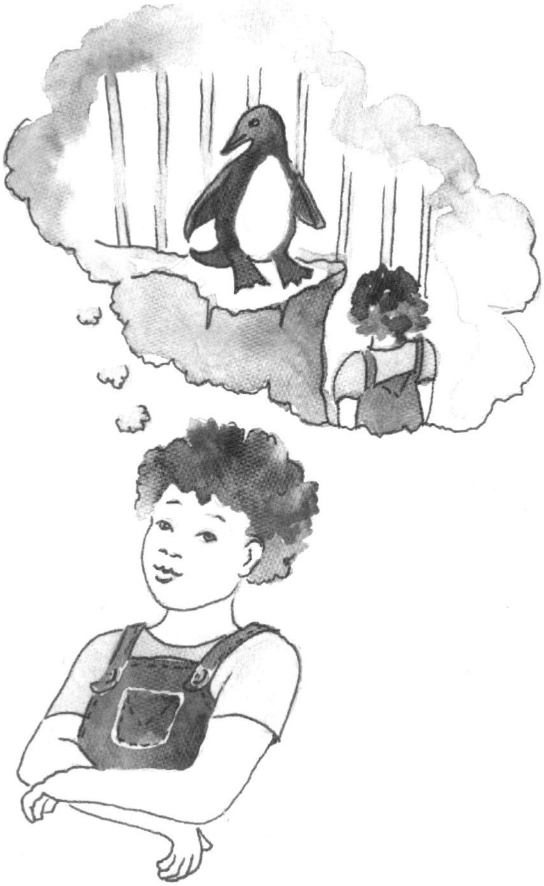

- Regardez 2 ou 3 pages du livre et essayez de deviner ensemble de quoi parlera l'histoire.
  Ex.: «Qu'est-ce que tu crois qui va arriver à la petite souris ?» «Moi, je pense que le vilain chat va attraper la souris !»

On se prépare et on se donne le goût de lire l'histoire !

3. PENDANT LA LECTURE : FAITES PARTICIPER VOTRE ENFANT

Lire un livre ensemble, c'est partager des expériences, des informations et des émotions. Il faut laisser à l'enfant le temps d'exprimer ses idées, de parler des images et de faire des liens avec ce qu'il connaît. Passez plus de temps sur les pages qui l'intéressent. Au besoin, parlez plus lentement.

Les questions

Vous pouvez profiter du moment de lecture pour discuter avec votre enfant, en lui posant des questions ouvertes.
Ex. : «Comment la petite souris va-t-elle faire pour cacher la fraise ? Pourquoi apporte-t-elle une échelle ?»

Rappelez-vous le monstre **C'est-quoi-ça ?**, le champion des questions fermées. Il vaut mieux l'éviter.

Il est bien d'accepter toutes les réponses de votre enfant même si elles ne sont pas parfaites; vous pouvez alors aider votre enfant en corrigeant ou en ajoutant ce qui manque.

De votre côté, lorsque vous répondez aux questions de votre enfant, cela lui permet de mieux comprendre l'histoire.

Votre enfant peut raconter l'histoire, lui aussi !

Même si votre enfant ne sait pas lire, il peut lui aussi raconter l'histoire. Une fois que votre enfant connaît bien un livre, vous pouvez lui demander de terminer les parties qu'il connaît par cœur ou bien lui demander de vous raconter l'histoire dans ses mots à lui. Racontez chacun votre tour. C'est en participant à la lecture qu'il va développer son langage.

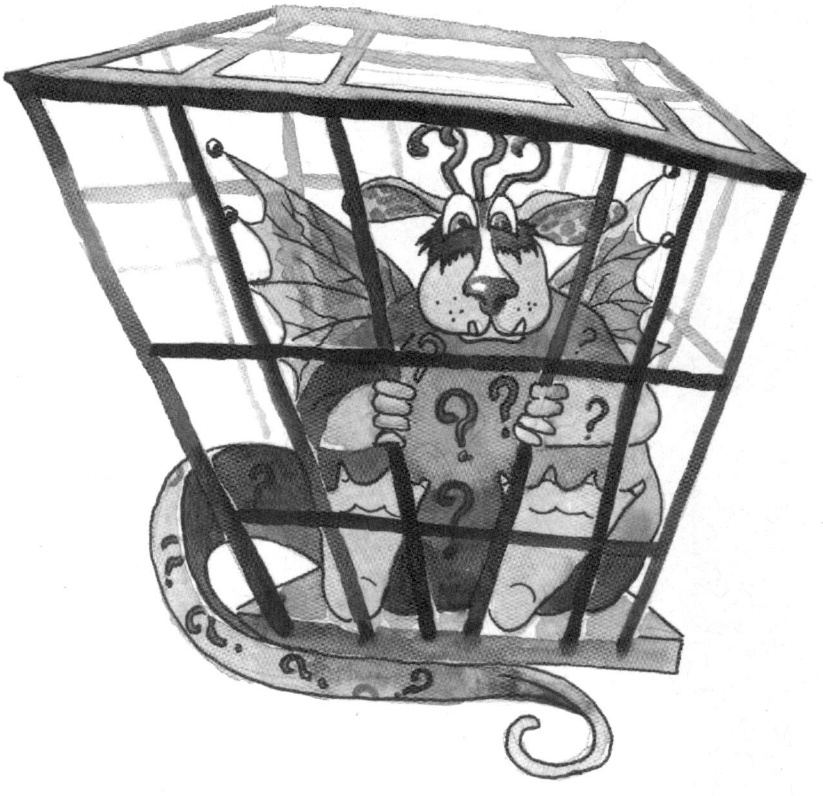

Soyez un bon modèle

Durant la lecture, prenez le temps de faire des pauses pour lui expliquer le sens des nouveaux mots. Vous pouvez aussi penser à voix haute :
Ex. : «Je me demande ce qui va arriver... Je ne comprends pas pourquoi elle fait ça la souris, je vais continuer à lire pour le savoir... Ça me rappelle l'autre jour... Moi, j'aurais vraiment peur si..., etc.»

Offrez à votre enfant un bon modèle verbal en corrigeant ou en complétant ce qu'il a dit. Vous lui montrez en même temps que vous appréciez son commentaire.
Ex. : Votre enfant dit : «La souris i tombée !» Vous complétez : «Oui, la souris est tombée en bas de son échelle !»

Finalement...

Encouragez ses efforts en le félicitant. L'enfant apprend plus facilement quand on le soutient et qu'on l'encourage dans son désir d'apprendre.

Après un certain temps, votre enfant peut être fatigué, et vous aussi. On arrête et on recommence un autre jour. La lecture doit toujours être amusante pour vous et votre enfant. C'est toujours le plaisir en premier ! Vous pouvez arrêter de lire un livre si vous et votre enfant n'aimez pas l'histoire. Peut-être qu'à un autre moment, vous l'apprécierez davantage. Ou bien, ce n'est tout simplement pas un livre pour vous.

4. À FAIRE APRÈS LA LECTURE

Une fois l'histoire terminée, il est intéressant de continuer à discuter de ce qu'on vient tout juste de raconter.
Ex. : «Quel moment de l'histoire as-tu préféré ? Qu'est-ce que tu aurais fait si tu avais été à la place de la petite souris ?»

Vous pouvez imaginer ensemble une fin différente à l'histoire.

Pour permettre à votre enfant de mettre en pratique les nouvelles connaissances apprises dans le livre, il est bon de compléter la lecture par d'autres activités. Lorsque vous en avez l'occasion, vous pouvez faire un bricolage, un dessin des personnages de l'histoire ou jouer une petite pièce de théâtre.
Ex. : «Moi, je fais semblant d'être le petit Chaperon rouge et toi, tu es le loup.»

Vous avez lu ensemble une histoire de pommes. Par la suite, vous pouvez :

- Jouer à faire semblant de cueillir des pommes : «Je cueille une pomme en haut de l'arbre, je cueille une pomme en bas, au milieu... Oh ! Il y a un ver dans ma pomme ! Combien as-tu de pommes dans ton panier ?»
- Faire un bricolage : couper une pomme en deux (ça fait une étoile au milieu), mettre de la peinture sur les moitiés de pomme et les étamper sur du papier.
- Demander à l'enfant qu'il vous aide à faire des muffins aux pommes. N'oubliez pas de parler pendant tout ce temps : décrivez ce que vous faites, nommez les ingrédients utilisés, etc...

Créez vos propres livres avec l'aide de votre enfant

C'est amusant et motivant de fabriquer son propre livre :

- Faites le livre personnel de votre enfant avec des photos de sa naissance, de sa fête d'un an, de lui avec son cousin ou son ami, etc. Aidez votre enfant à les placer en ordre et à décider du texte que vous allez écrire sous les photos. (Si vous ne voulez pas abîmer vos photos, vous pouvez faire des photocopies.)
- Collez des photos des membres de la famille et écrivez quelques mots qui les décrivent bien !
- Dessinez ensemble une histoire. Pour rendre votre livre original, vous pouvez coller ce que vous avez sous la main : macaronis, ficelle, papier d'aluminium, image de catalogues ou de circulaires. Collez (ou brochez) ensuite les feuilles ensemble pour que ça ressemble à un vrai livre. Faites une page couverture avec le nom de votre enfant comme auteur.

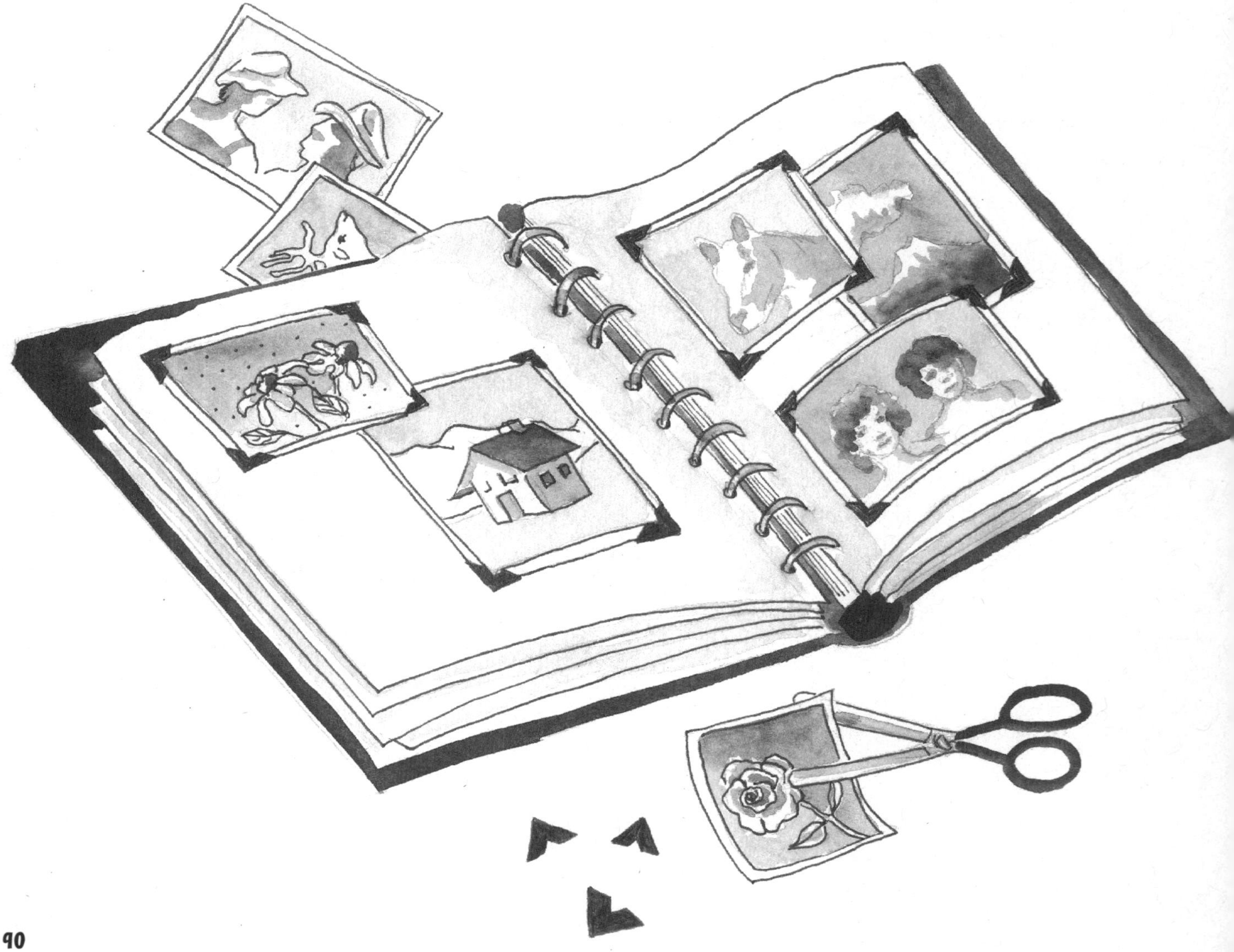

SUGGESTIONS DE LIVRES POUR LES ENFANTS	
Child's play :	*La petite souris, la belle fraise rouge, et le gros ours affamé* de Don Wood et Audrey Wood.
Éditions Rouge et OR :	La collection **Les petits cailloux.**
Héritage Jeunesse :	*Dans ma salle de bains* de Carol Thompson.
Kaléidoscope :	La série **Elmer** de David McKee : *Elmer encore et encore.* *Il pleut...* de Peter Spier (sans texte).
La courte échelle :	La série **Plaisirs** de Roger Paré : *Plaisirs de chats, Plaisirs d'hiver,* etc. La série **Jiji** de Ginette Anfousse : *La cachette, La chicane,* etc.
L'école des loisirs :	*Où est mon nounours, C'est l'ours* de Jez Alborough.
Les éditions du Raton Laveur :	La collection **3 à 8 ans** : *La soupe aux sous, Mais que font les fées avec toutes ses dents, Nom de nom !, Au cinéma avec papa*, etc.
Livres Toundra :	La série **Simon** de Gilles Tibo : *Simon et la musique, Simon et la plume perdue*, etc.
Nord-Sud :	*Arc-en-ciel, le plus beau poisson des océans* de Marcus Pfister.
Père Castor – Flammarion :	*Une baleine dans ma baignoire* d'Étienne Brunel
Scholastic :	La série **Benjamin** de Paulette Bourgeois et Brenda Clark.
Syros – Usborne :	La collection **Mes Premières Expériences** d'Anne Civardi et Stephen Cartwright.
LIVRES INTERACTIFS	
Albin Michel Jeunesse :	*Dis maman tu m'aimerais si... ?, Dis papa m'aimerais-tu si... ?* de Carla Dijs. *Où est mon doudou ?* de Noëlle Carler.
Héritage Jeunesse :	*Une histoire de poisson* de Keith Faulkner et Jonathan Lambert.
Calligram :	La collection **À travers la fenêtre**.
Nathan :	La collection **Spot** de Eric Hill.
Nathan – Duplo :	*Jacques et le haricot magique.*

Comment travailler des objectifs de langage précis par les livres

Grâce à la lecture de livres d'histoire, vous pouvez pratiquer des objectifs précis de langage (par exemple, vous voulez que votre enfant se pratique à dire le pronom «je»).

Voici deux façons de faire: choisissez d'abord un objectif et trouvez ensuite un livre qui permettra à votre enfant de pratiquer cette habileté. Ou plus simplement, utilisez un livre que votre enfant aime et ajoutez des exercices de langage pendant la lecture.

1. Pour que votre enfant pratique un son difficile à prononcer (ex.ž s, z, f, v, k, g)

- Choisissez des histoires où ces sons reviennent souvent. Par exemple, l'histoire des trois petits cochons permet de pratiquer le son «k». Le livre *La soupe aux sous*, des Éditions du Raton Laveur, permet de travailler le son «ch».
- Découpez, dans des catalogues et des circulaires, des images d'objets comportant le son que vous voulez travailler avec votre enfant. Pour pratiquer le son «s», découpez des images de saucisses, cerises, soleil, etc. Collez-les sur des feuilles et créez votre propre livre d'histoire.

2. Pour que votre enfant utilise les pronoms «je» et «tu»

- À chaque fois que vous avez fini de lire une page, vous pouvez montrer à votre enfant à dire: «Je tourne la page.» Dites-le chacun votre tour. Ensuite, demandez à votre enfant de décider qui va tourner la page: «Je tourne la page.» «Tu tournes la page.»
- Demandez à votre enfant ce qu'il ferait s'il était à la place du méchant loup, du petit cochon, de la sorcière, etc.
Ex.: «Je mangerais les petits cochons! Je me cacherais derrière le lit!»

SUGGESTIONS DE LIVRES POUR TRAVAILLER LE PRONOM «JE»ž
Héritage Jeunesse: *Moi je,* de Bob Graham.
L'École des loisirs: *Bon appétit! Monsieur Lapin,* de Claude Boujon.
Père Castor: *Je sais faire,* de Susan Winter.
Ouest-France: *Ce que j'aime,* de Catherine et Laurence Anholt.

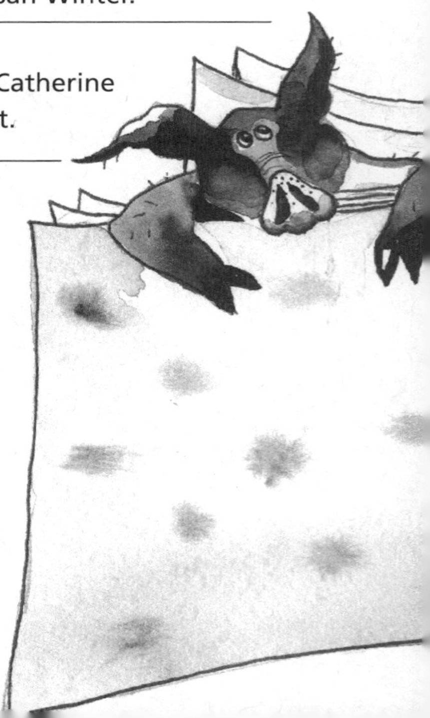

3. Pour que votre enfant utilise le pronom «elle»

Choisissez des histoires avec des personnages principaux qui sont des filles ou des animaux dont le nom est féminin.
Ex. : la souris, la baleine, la taupe.

4. Pour aider votre enfant à augmenter son vocabulaire

- Expliquez les mots nouveaux au fur et à mesure que vous lisez l'histoire.
- Profitez-en pour utiliser plusieurs mots qui veulent dire la même chose.
  Ex. : «Il est brave. Il est courageux. Ce garçon n'a peur de rien !»
- Pour travailler le vocabulaire des verbes : demandez à votre enfant de mimer les actions de l'histoire. Ou bien de faire faire des actions aux toutous, marionnettes, petits bonhommes. De cette façon, la lecture sera plus active !

SUGGESTIONS DE LIVRES POUR TRAVAILLER LE VOCABULAIRE
Éditions Phidal : Collection **Babar et ses amis** : *Babar et ses amis à la fête, Babar et ses amis en vacances,* etc.
Image et Page : Collection **Rébus et Devinettes.**
Larousse : Collection **J'apprends à lire avec** : *Les petits lapins, Les petits cochons, Les petits dinosaures, Les petits singes,* etc.
Hachette Jeunesse : Collection **Bonhomme et les dames** (vocabulaire des sentiments).

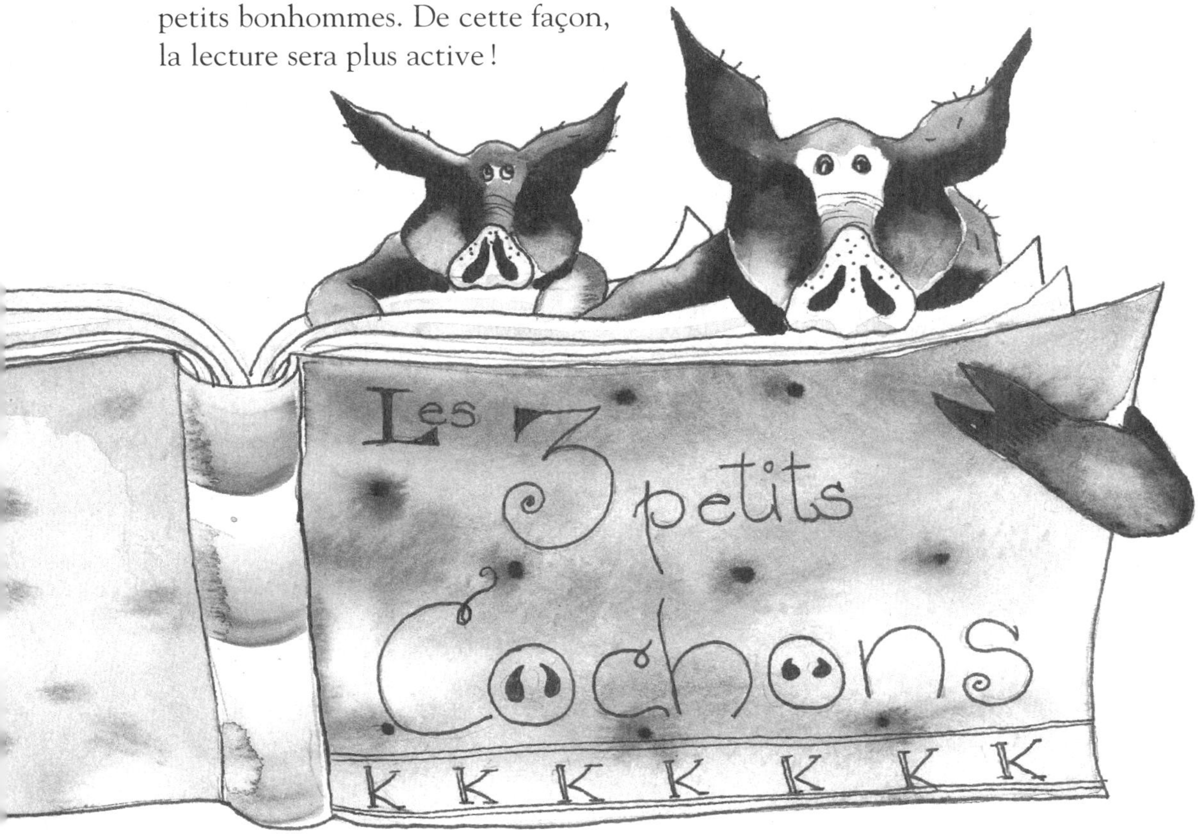

5. Pour que votre enfant fasse des phrases complètes

- Demandez à votre enfant de deviner ce qui va se passer avant de tourner la page. Cela lui demande de faire une phrase et développe en même temps les notions de temps (après, ensuite) et de conséquence (parce que).
- Demandez à votre enfant de dire ce qu'il voit sur l'image. Aidez-le à décrire les actions (ex.: Tu as raison, on voit une souris. Mais qu'est-ce qu'elle fait, la souris?).
- Posez des questions ouvertes pendant que vous lisez l'histoire (Pourquoi? Comment? Qu'est-ce qui se passe maintenant?).
- Utilisez les images du livre pour jouer aux devinettes: prenez une page du livre où il y a une image. Choisissez un objet sur la page (ex.: vous choisissez une fleur) et l'enfant essaye de deviner ce que vous avez choisi en posant des questions: «Est-ce que c'est pour manger?» «Est-ce que c'est la pomme?» De votre côté, vous avez le droit de donner des indices: «Ça sent très bon, les abeilles vont y chercher du pollen.» Quand votre enfant a trouvé, c'est à lui de choisir un objet et c'est à vous à deviner.

SUGGESTIONS DE LIVRES POUR TRAVAILLER LES CONCEPTS
• Les notions d'espace: devant, derrière, sur...
La courte échelle: *La cachette*, de Ginette Anfousse.
L'École des loisirs: *Cache-cache Cochons*, de Arlene Duborevich.
• La notion de «pourquoi»
Seuil Jeunesse: *Fais pas ci, Fais pas ça,* de Babette Cole
Les éditions du Raton Laveur: *Pourquoi les vaches ont-elles des taches?*, de Geneviève Lemieux
• Le pronom «qui»
Milan: Collection **Qui se cache?**
• La notion de «combien»
Pastel: *Devine combien je t'aime*, de Sam McBratney et Anita Jerem.

COMMENT STIMULER LE LANGAGE DE VOTRE ENFANT PAR LA MUSIQUE ET LES COMPTINES

Les activités musicales vous permettent d'aider votre enfant à développer son langage. Par la musique, votre enfant apprend à:

- **développer son écoute;**
- **se sensibiliser aux sons, aux rythmes, au tempo;**
- **explorer sa voix et s'exprimer par le chant;**
- **découvrir le lien entre la musique et le langage.**

Comment intéresser votre enfant à la musique

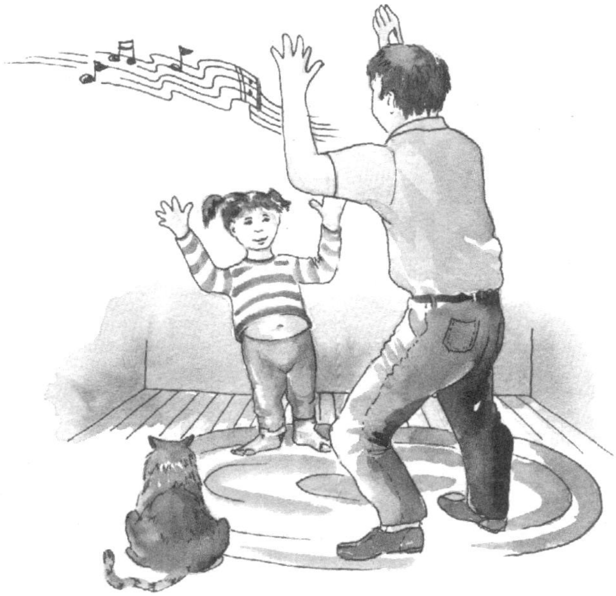

- Plus votre enfant entendra de musique, plus il y prendra goût. Plusieurs moments sont propices pour chanter: en prenant une marche, en se baladant en voiture, en rangeant les jouets, en prenant son bain, avant de dormir, etc.
- Si vous n'êtes pas très à l'aise pour chanter, vous pouvez utiliser les disques et cassettes pour enfants qui sont disponibles sur le marché. Toutefois, la vitesse de ces enregistrements est parfois rapide. Si vous chantez vous-même, vous pouvez ralentir afin que votre enfant vous suive. Vous pouvez aussi reprendre avec votre enfant le thème musical de ses émissions de télévision préférées, ou encore de certains messages publicitaires.
- Lorsque vous présentez une nouvelle chanson à votre enfant, vous pouvez lui expliquer ce que raconte la chanson. Vous pouvez également dessiner avec votre enfant le thème de la chanson et faire un recueil.
- Lorsque vous chantez, exagérez les expressions faciales, ajoutez des gestes, changez votre voix. Encouragez votre enfant à faire de même. Les gestes et les mimiques aideront votre enfant à se souvenir de la chanson et, surtout, c'est tellement plus amusant! Au début, l'enfant peut participer à la chanson avec les gestes seulement.
- Au début, vous pouvez chanter avec votre enfant. Ensuite, vous pouvez le laisser terminer la phrase, dire le dernier mot de la phrase. Vous pouvez également chanter à tour de rôle, comme si vous vous répondiez. Quand votre enfant sera plus à l'aise, il pourra chanter toute la chanson seul. Vous pourrez alors organiser des spectacles!

CHANSONS

Vieille sorcière

(AIR DE *FRÈRE JACQUES*)

Vieille sorcière (2 fois)

Que fais-tu (2 fois)

Je mange une citrouille (2 fois)

Cric, Crac, Croc (2 fois)

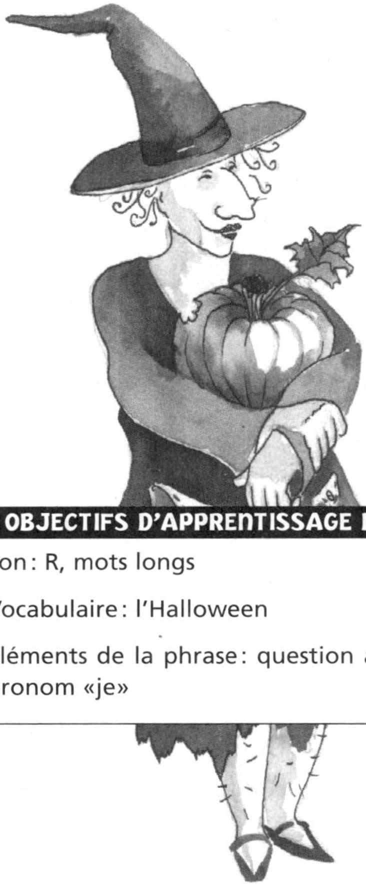

OBJECTIFS D'APPRENTISSAGE DU LANGAGE
Son : R, mots longs
Vocabulaire : l'Halloween
Éléments de la phrase : question avec «que», le pronom «je»

Roulez, roulez la pâte à modeler

Roulez, roulez la pâte à modeler, elle s'étire, elle s'étire

Roulez, roulez la pâte à modeler, elle s'étire des deux côtés

OBJECTIFS D'APPRENTISSAGE DU LANGAGE
Son : R
Vocabulaire : les textures; les formes; la couleur

L'éléphant

(RONDE)

Un éléphant se balançait

Sur une toile, toile, toile, toile d'araignée.

C'était un jeu tellement tellement amusant

Que tout à coup : BA DA BOUM ! ! !

(Tout le monde par terre)

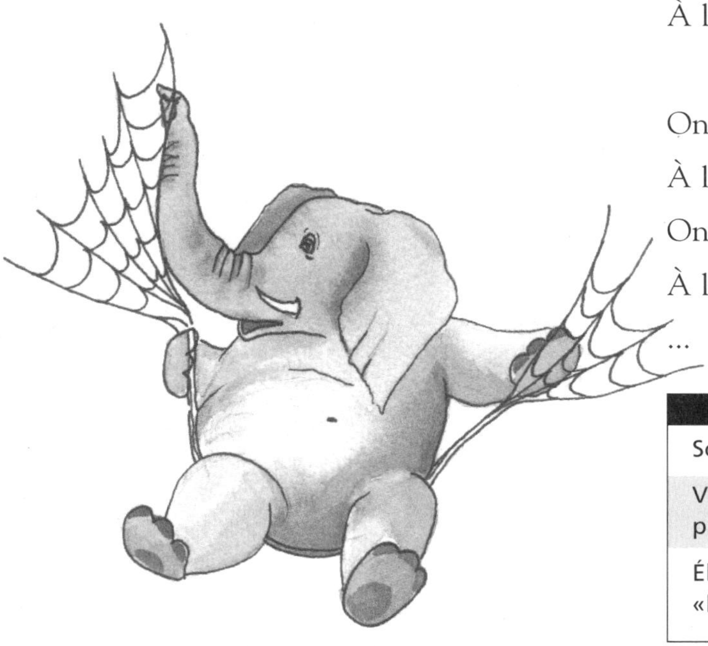

OBJECTIFS D'APPRENTISSAGE DU LANGAGE
Son : L, mots longs
Vocabulaire : les animaux
Éléments de la phrase : l'imparfait ; le pronom réfléchi « se »

Savez-vous planter des choux ?

Savez-vous planter des choux ?

À la mode, à la mode.

Savez-vous planter des choux ?

À la mode de chez nous.

On les plante avec les coudes,

À la mode, à la mode.

On les plante avec les coudes,

À la mode de chez nous.

…

OBJECTIFS D'APPRENTISSAGE DU LANGAGE
Sons : CH, J, L, V
Vocabulaire : les parties du corps ; le verbe planter
Éléments de la phrase : l'impératif ; les articles « le », « la », « les » ; la préposition « avec »

Pédro

Y'avait dans une cabane un tout petit, petit Pédro

Qui jouait de la guitare OH-LÉ, OH-LÉ, OH BANJO OH ! OH !

CHOUM-BALA, CHOUM-BALA,
CHOUM AH ! AH ! (3 fois)

OH-LÉ OH-LÉ OH BANJO OH ! OH !

OBJECTIFS D'APPRENTISSAGE DU LANGAGE
Sons : K, G, CH, J
Vocabulaire : les instruments de musique
Éléments de la phrase : la préposition «dans»

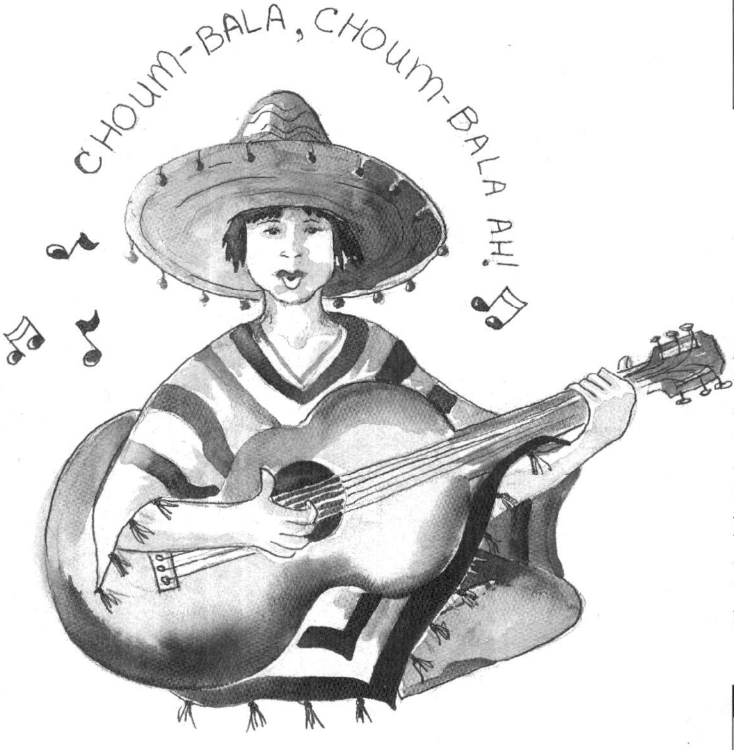

Bougie-Woogie

Je mets ma main droite en avant.

Je mets ma main droite en arrière.

Je mets ma main droite en avant.

Et je tourne, tourne, tourne.

Je danse le Boogie-woogie,
je tourne sur moi-même.

Et je m'en vais plus loin.

(Main gauche, jambe droite, etc.)

OBJECTIFS D'APPRENTISSAGE DU LANGAGE
Son : J
Vocabulaire : les verbes d'action; les parties du corps
Éléments de la phrase : les prépositions «en avant», «en arrière»; le pronom «je»

Les 5 sens

(AIR DE *AU CLAIR DE LA LUNE*)

Mon corps a 5 sens, je vais te les dire.

Deux yeux pour regarder, un nez pour sentir,

Deux oreilles pour entendre, une bouche pour goûter,

Deux mains pour tout toucher, voilà
mes 5 sens !

OBJECTIFS D'APPRENTISSAGE DU LANGAGE
Sons : variés
Vocabulaire : les parties du corps
Élément de la phrase : la préposition «pour»

COMPTINES

Le petit lapin

P'tit lapin plein d'poils. (3 fois)

Partout !

Par devant, par derrière, par dessus, par dessous.

P'tit lapin plein d'poils partout !

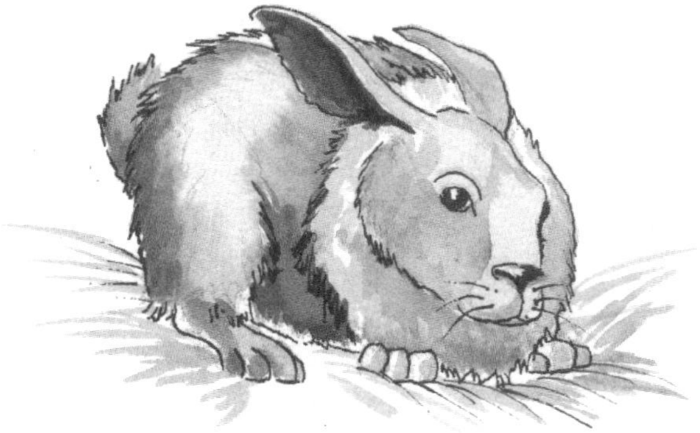

OBJECTIFS D'APPRENTISSAGE DU LANGAGE
Son : L
Vocabulaire : le temps de Pâques; les animaux
Éléments de la phrase : les prépositions «devant», «derrière», «dessous», «dessus»

Les saisons

Au printemps, p'tites feuilles.

En été, grandes feuilles.

En automne, plein de feuilles.

En hiver, plus de feuilles.

OBJECTIFS D'APPRENTISSAGE DU LANGAGE
Son : F
Vocabulaire : les saisons
Éléments de la phrase : les adverbes «plein», «plus»

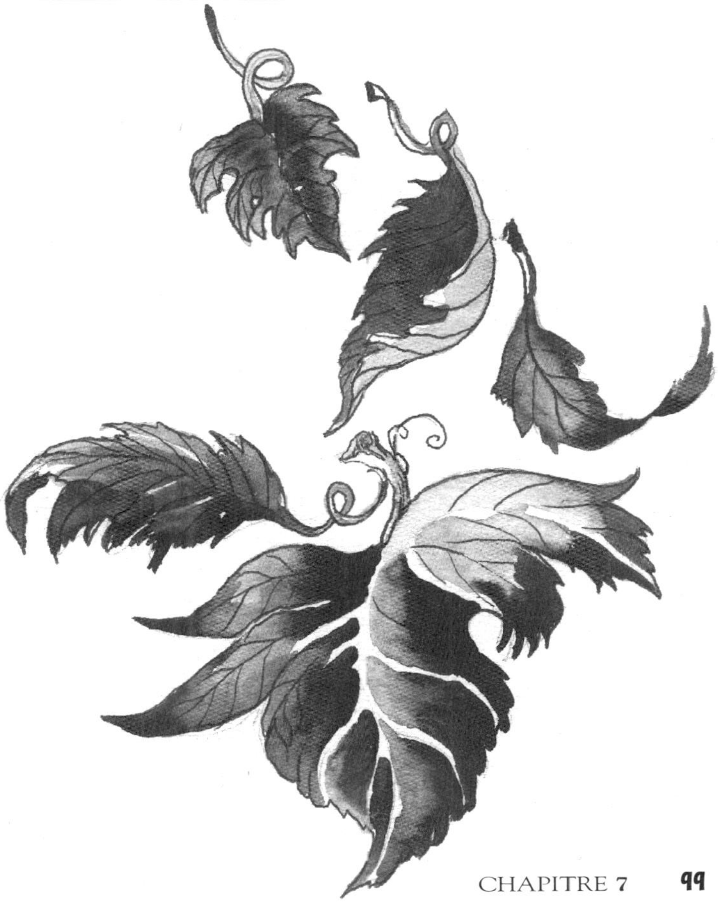

COMPTINES POUR TRAVAILLER LES VOYELLES
(E, U, O, I, É, È, Ê, A)

L'escargot (O)

OH ! OH !

C'est un escargot.

OH ! OH !

Il est rigolo, dans le lavabo.

Il fait son dodo.

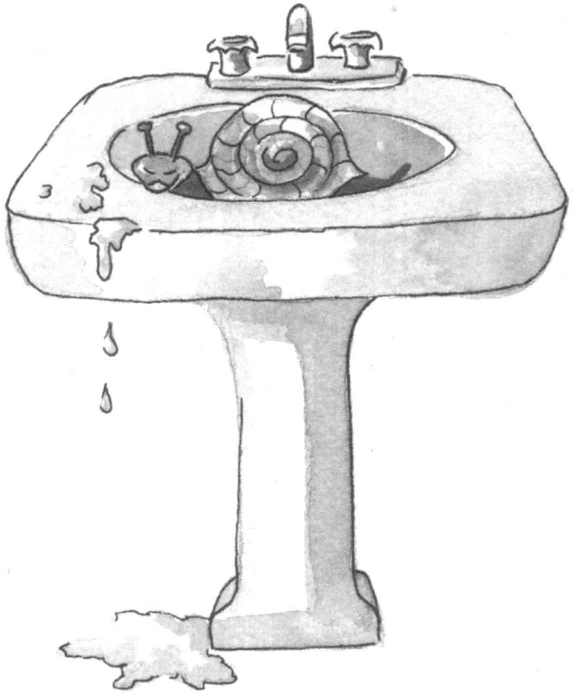

La grenouille (E)

Saute la grenouille, saute, saute, saute.

Roule la citrouille, roule, roule, roule.

Marche la chenille, marche, marche, marche.

Le monsieur (U)

Le monsieur

Est tout ému.

Sa vieille voiture

Ne fonctionne plus.

HUE ! HUE ! HUE !

Rien ne va plus. Quel chahut !

Minnie (I)

Dis, petit macaroni,

Que fais-tu dans son lit ?

J'écris beaucoup de «i»

Pour Minnie la souris.

Le bébé (É)

Bébé a parlé.
Bébé a mangé.
Bébé est allé
Chercher sa poupée.

Petite chèvre (È) (Ê)

Rêve, rêve, petite chèvre.
Rêve, rêve, au zèbre.
Arrête, arrête, fini le rêve.

Le boa (A)

Un petit zèbre en pyjama
Étendu sur le sofa
Aperçut un gros boa
Partira, partira pas
HOP LÀ !

Les voyelles

J'ai dit à mon papa
A, A, A
Moi, je voudrais bien que
E, E, E,
Denis mon ami
I, I, I
Me prête son lasso
O, O, O
Mais il n'a pas voulu
U, U, U
A, E, I, O, U.

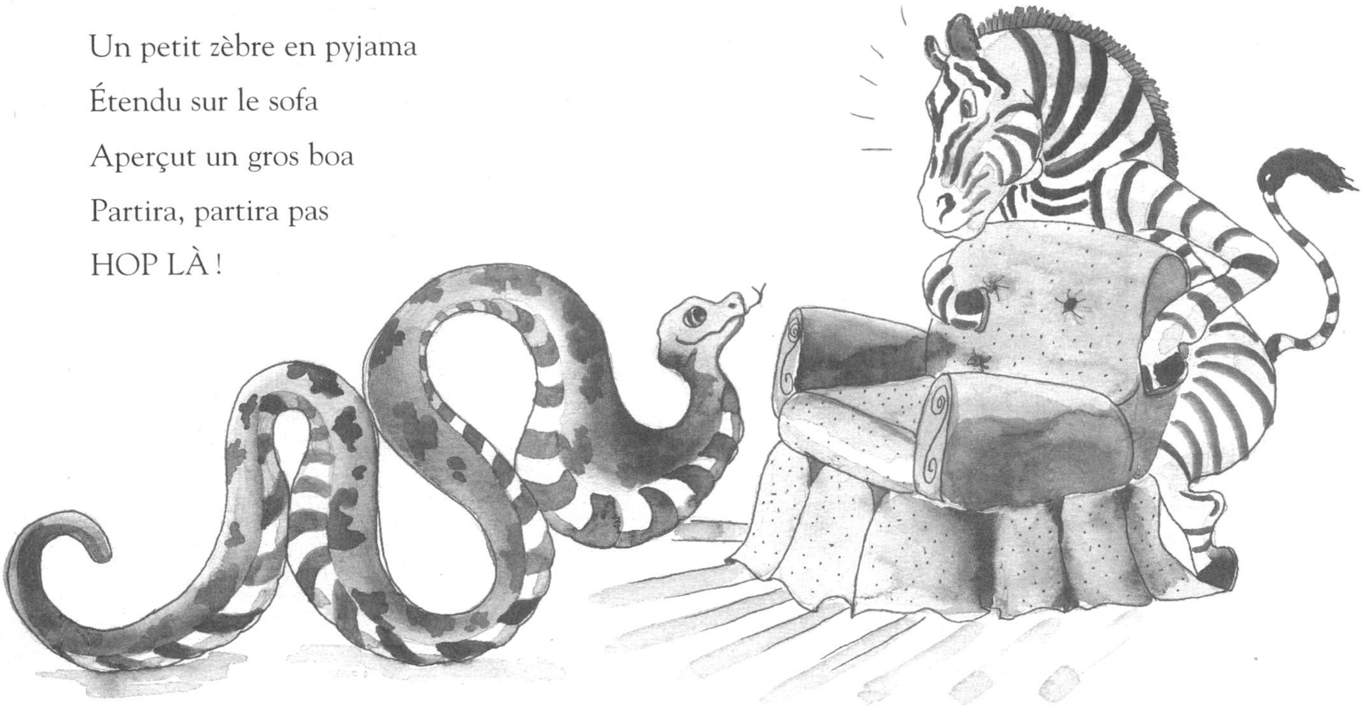

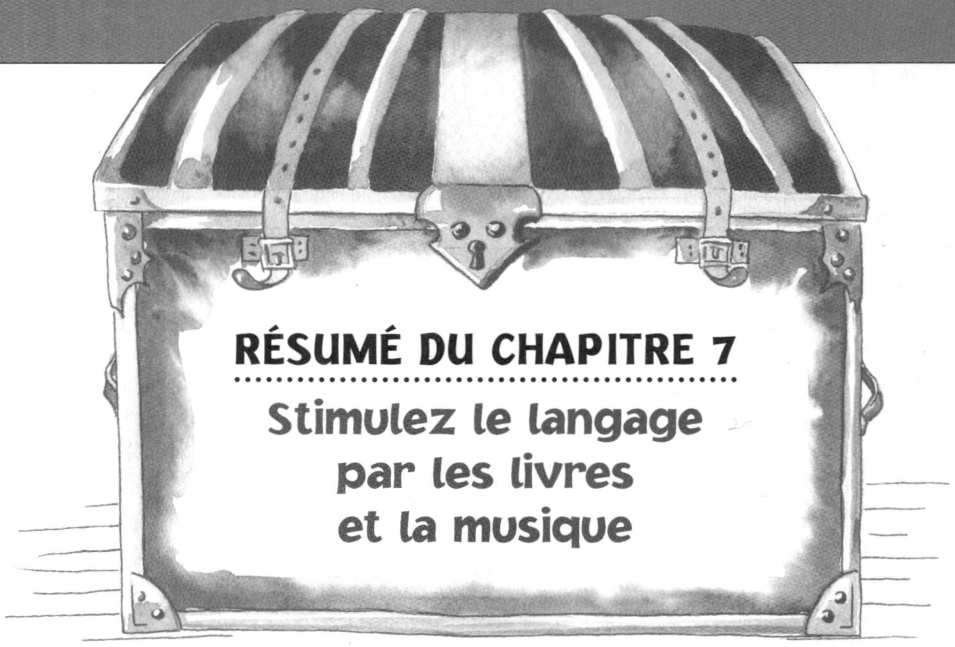

RÉSUMÉ DU CHAPITRE 7

Stimulez le langage par les livres et la musique

Bravo ! Vous avez atteint le but de votre voyage : l'île du Langage. Vous avez découvert bien des trésors sur cette île, qui sont d'excellents moyens de stimuler le langage de votre enfant : les livres et la musique.

Pour stimuler le langage par les livres d'histoires

- Choisissez un moment tranquille et une histoire que vous aimez tous les deux.
- Avant la lecture : préparez votre enfant à la lecture du livre en piquant sa curiosité.
- Pendant la lecture : encouragez votre enfant à participer verbalement en visant toujours le plaisir.
- Après la lecture : parlez de ce que vous avez aimé du livre et proposez à votre enfant des activités en lien avec l'histoire.

Pour stimuler le langage par les chansons et comptines

- Choisissez un moment propice.
- Expliquez la chanson à votre enfant.
- Au début, chantez avec votre enfant, adoptez un rythme facile à suivre pour lui.
- Exagérez les gestes et les mimiques.
- Inspirez-vous des cassettes, disques et messages publicitaires.

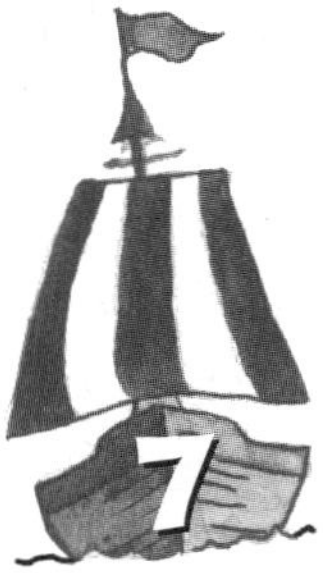

Pratiquons-nous à la maison

Voici un petit exercice qui vous permettra de mettre en pratique les quatre étapes d'une séance de lecture d'histoire.

MON OBJECTIF DE LANGAGE EST	
HISTOIRE CHOISIE :	
1. **Moment privilégié :**	
2. **Avant la lecture,** je discute avec mon enfant :	
3. **Pendant la lecture,** j'encourage mon enfant à participer :	
4. **Après la lecture,** je fais une activité en lien avec l'histoire :	

Conclusion

Vous voilà arrivés à destination : l'île du Langage.

Au cours de votre voyage, vous avez découvert de nouveaux moyens pour stimuler le langage de votre enfant pendant vos conversations avec lui, ses activités quotidiennes et ses jeux. Vous avez aussi développé le plaisir de communiquer avec lui dans toutes ces situations.

Pour aller plus loin dans votre aventure de l'apprentissage des sons et des phrases, vous aurez peut-être besoin de consulter une orthophoniste. Cette professionnelle saura vous guider et vous apporter d'autres moyens pour aider votre enfant à continuer ses apprentissages.

Nous vous souhaitons bonne route pour la suite de votre voyage !

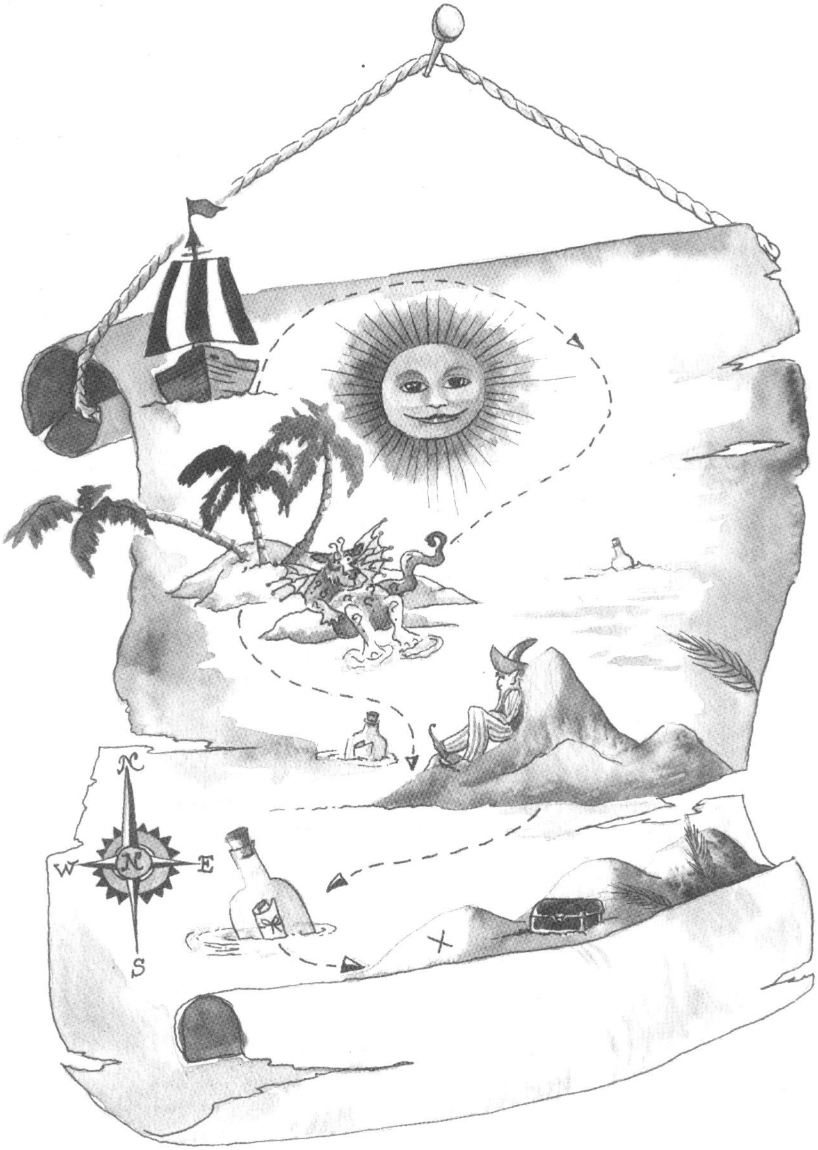

ANNEXE

Réponses aux exercices «Un peu de pratique»

Chapitre 1

Observez la façon dont votre enfant communique

A. PHRASE DE L'ENFANT	B. POURQUOI IL PARLE	C. À PROPOS DE QUOI
«Veux jus pomme.»	*Pour demander*	*La nourriture*
«Où papa parti ?»	*Pour poser une question*	*Les personnes*
«Veux pas aller à garderie.»	*Pour protester*	*Les lieux*
«Moi j'aime beaucoup les chevaux.»	*Pour exprimer un sentiment*	*Les animaux*
«On va chez grand-maman pis après on va au parc.»	*Pour exprimer une séquence dans le temps*	*Les lieux et les actions*

Suivez votre enfant dans le jeu

L'ENFANT DIT	«KATUDIS?»
1. «Veux pomme.»	*Tu veux une pomme.*
2. «Camion bisé.»	*Le camion est brisé.*
3. «Gros chien dehors.»	*Il y a un gros chien dehors.*
4. «Aime pas ça soupe.»	*Tu n'aimes pas ça de la soupe.*
5. «Mes panpalons sont sales.»	*Tes pantalons sont sales.*
6. «C'est moi commence.»	*C'est toi qui commence.*
7. «Le pè Noël donne des tadeaux.»	*Le Père Noël donne des cadeaux.*
8. «Ça c'est la pomme à lui.»	*Ça c'est sa pomme.*
9. «Il man des caro pis des pata.»	*Il mange des carottes et des patates.*
10. «La totière a mis la touris dans ton tac.»	*La sorcière a mis la souris dans son sac.*

Chapitre 3

Poursuivez la conversation pour stimuler le développement des phrases

1er exercice

	Question fermée	Question ouverte
Veux-tu une pomme ?	☒	☐
Où est Mathieu ?	☐	☒
Et ensuite ?	☐	☒
C'est quelle couleur ?	☒	☐
Qu'est-ce qui arrive au lapin ?	☐	☒
C'est quoi ça ?	☒	☐
Comment ça fonctionne ?	☐	☒
C'est bon ?	☒	☐
Pourquoi Julie est-elle partie ?	☐	☒
On y va ?	☒	☐

2e exercice

VOS RÉPONSES
1. «Veux jeux.»
2. «Est pas bon ça.»
3. «Papa est parti travailler.»
4. «Tantôt on s'en va manger chez grand-maman.»
5. «On a dansé chez Nicole puis on a regardé un vidéo.»

Chapitre 4

Aidez votre enfant à améliorer sa prononciation

1.	«Où est ma ba ?»	Balle : a enlevé un son.
2.	«Je veux une chette.»	Fourchette : a enlevé un son.
3.	«Donne-moi de la domme.»	Gomme : a changé un son.
4.	«Le bébé peure.»	Pleure : a enlevé un son.
5.	«Ah non ! mon tapeau est tombé.»	Chapeau : a changé un son.
6.	«On va au magayin.»	Magasin : a changé un son.

Chapitre 5

Aidez votre enfant en lui donnant des indices

RÉPONSE DU PARENT	INDICES
1. «Tu as mis ton...»	c) Phrase porteuse
2. «Tu as mis ton chandail ou ton pantalon ?»	d) Question à choix
3. «Ton panta...»	b) Ébauche de mot
4. «Tu as mis tes mitaines bleues.»	e) Erreur intentionnelle
5. «Qu'est-ce que tu as mis ?»	a) Question fermée

Références

BERGERON, Michèle, BOULIANNE Louise et CRONK, Caroline (1985), *Allo papa ! Allo maman ! Allo le monde !*, Communiquer avec un enfant au cours de ses cinq premières années, Québec, Publications du Québec.

FÉDÉRATION PROVINCIALE DES COMITÉS DE PARENTS. *Activités pour la jeune enfance* (Communication personnelle à Madame Lucie Serrecchia).

FLEURY, Isabelle et ROUSSIN, Manon (1996). *La stimulation du langage en garderie : Conseils et idées*, Recueil d'activités de langage à l'intention des éducatrices en garderie.

GOULET-GAUTHIER, Diane, PARIS, Claudine et ROBERGE, Denise (1979). *Programme d'entraînement des parents à la stimulation du langage de leur enfant*. Travail dirigé, présenté à la Faculté des études supérieures, École d'orthophonie et d'audiologie, Université de Montréal.

JOMPHE, Mélanie (1997). *Élaboration d'un guide s'adressant aux parents d'enfants d'âge scolaire ayant pour objet la stimulation du langage par la lecture de livres d'histoires*. Travail dirigé, présenté à la Faculté des études supérieures, École d'orthophonie et d'audiologie, Université de Montréal.

LAPLANTE, Josée et RENAUD, Marie-Josée (1988). *Programme d'entraînement des parents à la stimulation du langage de leur enfant âgé entre 3 ans et 6 ans*. Travail dirigé, présenté à la Faculté des études supérieures, École d'orthophonie et d'audiologie, Université de Montréal.

LÉVESQUE, Diane et MARTIN, Sylvie (1987). «Vers une participation active des parents dans l'intervention orthophonique», tiré de *Orthophonie : documents et témoignages*, AIMARD, Paule et MORGON, Alain, Masson Éd., Paris.

MANOLSON, Ayala (1997). *Parler : un jeu à deux. Comment aider votre enfant à communiquer. Guide du parent*, Le Centre Hanen, Toronto.

MARTIN, Sylvie, MÉNARD, Suzanne et MORIN, Hélène (1992). *Pour qu'il le dise avec des phrases : le plaisir de communiquer avec son enfant, 2e partie*. Vidéo et guide d'accompagnement produits par la Cité de la Santé de Laval et le CECOM, Montréal.

RANCOURT, F. et SAINT-PIERRE, S. (1985). *Comptines animées*, Éditions Études Vivantes, Ville Saint-Laurent.

Vailles, C. (1991). *150 activités pour votre enfant*, Éditions Retz, Paris.

MARQUIS

Québec, Canada

RECYCLÉ
Papier fait à partir de matériaux recyclés
FSC® C103567
FSC
www.fsc.org

Imprimé sur du papier Enviro 100% postconsommation traité sans chlore, accrédité ÉcoLogo et fait à partir de biogaz.

100%

PERMANENT

BIO GAZ ÉNERGIE